主编

Sherman Silber

主译

刘凯峰　陈向锋　彭　靖

男性不育症
基础与临床

FUNDAMENTALS
OF MALE INFERTILITY

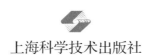

上海科学技术出版社

图书在版编目（CIP）数据

男性不育症基础与临床 / （美）舍曼・西尔伯
(Sherman Silber) 主编 ；刘凯峰，陈向锋，彭靖主译
. -- 上海 ：上海科学技术出版社，2021.1
　ISBN 978-7-5478-5026-8

Ⅰ . ①男… Ⅱ . ①舍… ②刘… ③陈… ④彭… Ⅲ.
①男性不育—诊疗 Ⅳ . ①R698

中国版本图书馆CIP数据核字（2020）第132858号

First published in English under the title
Fundamentals of Male Infertility
by Sherman Silber
Copyright © Springer International Publishing AG, part of Springer
Nature, 2018
This edition has been translated and published under licence from
Springer Nature Switzerland AG.

上海市版权局著作权合同登记号 图字：09-2019-742号。

男性不育症基础与临床

主编　Sherman Silber

主译　刘凯峰　陈向锋　彭　靖

上海世纪出版（集团）有限公司
上 海 科 学 技 术 出 版 社 出版、发行
（上海钦州南路71号　邮政编码200235　www.sstp.cn）
浙江新华印刷技术有限公司印刷
开本 787×1092　1/16　印张 11.25
字数 230千字
2021年1月第 1 版　2021年1月第 1 次印刷
ISBN 978-7-5478-5026-8 / R・2150
定价：108.00元

内容提要

本书由国际著名的显微外科、不孕不育和男科领域专家 Sherman Silber 博士主编,主要介绍了男性不育症的基础理论和临床治疗实践。

本书以内分泌学和遗传学为基础,全面地反映了男性不育的基本问题,包括睾丸的基础知识、男性不育的评估和治疗,清晰地描述了男性不育症在过去 40 年来所有可能的治疗方法,并在理论阐述的基础上归纳总结男性不育症临床诊治的要点。同时,体现出国际前沿和最新进展。

本书思路清晰,可读性和实用性强,可为生殖医学领域临床和研究人员,以及妇科医生、泌尿科医生、胚胎学家和内分泌学家提供重要的参考和指导。

致 谢

手稿准备

Sierra Goldsmith
Infertility Center of St. Louis
St. Luke's Hospital
St. Louis, Missouri, USA

研究合作

Adjunct Professor OB–GYN
University of Amsterdam
Amsterdam, The Netherlands

Adjunct Professor OB–GYN
Sun Yat-sen University of Medical
Sciences
Guangdong, China

Kato Ladies Clinic
Tokyo, Japan

Massachusetts Institute of
Technology
Massachusetts, USA

Kyushu University Medical School
Fukuoka, Japan

University of California Los Angeles
Molecular Biology Institute
Los Angeles, California, USA

University of Texas Southwestern
Medical Center
Dallas, Texas, USA

主编简介

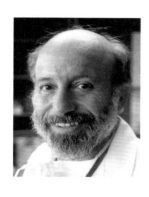

Sherman Silber, MD

Director, Infertility Center of St. Louis
St. Luke's Hospital
St. Louis, MO, USA

Professor of Urology
University of Michigan
Ann Arbor, MI, USA

Sherman Silber博士是国际闻名的显微外科、不孕不育及男科学领域的先驱。在超过42年的时间里，Silber博士开创了许多目前国际上仍在使用的治疗不育的方法。

他进行了世界上第一例显微外科输精管结扎后复通手术、20世纪70年代第一例睾丸移植手术及21世纪第一例卵巢移植手术。他是发明和利用睾丸取精术（TESE）和显微外科附睾精子抽吸（MESA）技术来获取无精子症患者睾丸和附睾中精子的人。他领导的麻省理工学院临床团队首次描绘出不育男性的Y染色体并对其进行了测序，发现了著名的影响男性生育能力的*DAZ*基因。他的研究还包括对动物园动物和濒危物种的繁殖和生育力的研究。目前其最新研究专注于利用皮肤中提取的干细胞，使之分化成人类生殖细胞，并最终分化为精子。

Silber博士治疗过成千上万受困于男性不育问题的不育夫妇，他们来自各行各业，并从世界各地前往圣路易斯。他的患者有医生、教师、摇滚明星、秘书、政治家、宇航员、电影明星、科学家、卡车司机、律师、首席执行官、王子和国王等。

Silber博士是美国密苏里州圣卢克医院圣路易斯不孕中心主任、美国密歇根大学安娜堡分校泌尿外科学教授，也是马萨诸塞州麻省理工学院、中国中山大学孙逸仙纪念医院、日本九州大学、美国洛杉矶加州大学洛杉矶分校干细胞生物学实验室和荷兰阿姆斯特丹大学的顾问。

主译简介

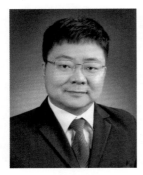

刘凯峰

医学博士，副主任医师，硕士研究生导师，江苏省苏北人民医院（扬州大学附属苏北人民医院）男科主任、男科学教研室主任。中华医学会男科学分会男性性功能障碍学组委员，中国医师协会男科分会男性生殖医学专家委员会委员，中国性学会男性生殖医学分会委员，中国性学会微能量医学专业委员会委员，江苏省医学会男科学分会委员，江苏省中西医结合学会男科学分会常务委员，江苏省医学会泌尿外科分会男科学组委员，扬州市医学会男科专业委员会副主任委员，苏中地区男性不育联盟专家委员会主任委员，*Andrology*《男科学》中文版通讯编委。

研究方向：泌尿男科学与生殖医学，尤其是无精子症的规范化治疗、男性不育显微外科手术治疗，以及男性性功能障碍、前列腺疾病、精子功能与冻存、微能量医学治疗勃起功能障碍、干细胞治疗勃起功能障碍的临床与基础研究。擅长：男性不育症、男性性功能障碍、前列腺疾病、男性更年期综合征、青春期发育延迟的诊治。

主持或参与国家级科研课题5项，获得发明专利1项，以第一（通讯）作者在本专业领域期刊发表论文12篇。

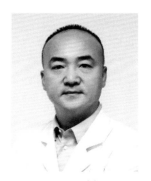

陈向锋

医学博士，上海交通大学医学院附属仁济医院泌尿外科副主任医师、生殖医学中心男科负责人，上海市人类精子库负责人。现任亚洲男科学协会副秘书长，中国医师协会男科医师分会男性生殖医学专家委员会秘书长，中国医师协会生殖医学专业委员会委员，中国医疗保健国际交流促进会健康科普分会常委，上海市医学会男科分会委员，上海市医学会生殖医学分会委员，上海市中医药学会生殖医学分会副主任委员。

专业特长：生殖男科、男性不育显微外科、勃起功能障碍等。目前主要研究方向为无精子症患者生精功能评估及睾丸获精的预测指标，雄激素受体对睾丸生精功能的调控及其机制。国内外发表学术论文30余篇，其中SCI收录6篇。

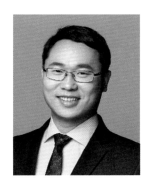

彭　靖

医学博士，北京大学第一医院男科中心主任医师。中华医学会男科学分会青年委员会副主任委员，北京医师协会男科专科医师分会副会长兼总干事，中国性学会性医学分会和男性生殖医学分会常委，中国中医学会男科药物研究委员会副主任委员，中国医院协会男科学组秘书，北京市中西医结合男科分会常委，北京市中医学会男科分会委员，《中华男科学杂志》通讯编委。发表学术论文20余篇。

专业特长：男性性功能障碍、男性不育的诊断和治疗，男科手术和男性不育的显微外科治疗。

译者名单

主　　译 · 刘凯峰　陈向锋　彭　靖

副 主 译 · 杨慎敏　周　梁　陆金春

译者名单（按姓氏拼音排序）

陈向锋　上海交通大学医学院附属仁济医院

董治龙　兰州大学第二医院

方　冬　北京大学第一医院

胡文涛　江苏省苏北人民医院 / 扬州大学附属苏北人民医院

刘　宇　江苏省苏北人民医院 / 扬州大学附属苏北人民医院

刘凯峰　江苏省苏北人民医院 / 扬州大学附属苏北人民医院

陆金春　东南大学附属中大医院

陆　帅　江苏省苏北人民医院 / 扬州大学附属苏北人民医院

马　逸　上海交通大学医学院附属仁济医院

彭　靖　北京大学第一医院

平　萍　上海交通大学医学院附属仁济医院

王　婧　东南大学附属中大医院

王　静　东南大学附属中大医院

王家雄　南京医科大学附属苏州医院

徐院花　东南大学附属中大医院

杨慎敏　南京医科大学附属苏州医院

张辰望　江苏省苏北人民医院 / 扬州大学附属苏北人民医院

张胜民　江苏省苏北人民医院 / 扬州大学附属苏北人民医院

招　霞　东南大学附属中大医院

郑　波　南京医科大学附属苏州医院

钟亚楠　江苏省苏北人民医院 / 扬州大学附属苏北人民医院

周　梁　西北妇女儿童医院 / 陕西省妇幼保健院

朱春辉　江苏省苏北人民医院 / 扬州大学附属苏北人民医院

翻译秘书 · 张辰望

中文版前言

随着社会的发展，生活节奏日趋加快，生活压力不断增加，致使男性精液质量逐步下降。在不孕不育夫妇中，男性不育症的发生率逐年升高，男方因素在不育夫妇中所占的比重进行性增加。男性生殖健康的重要性和紧迫性已经得到普遍认同和广泛关注。

本书以一种清晰、精炼的方式解释了男性不育症中一些尚有争议的基础与临床问题，系统而详细地阐述了男性不育症的理论基础与临床实践，包括睾丸的基础知识，男性不育症的评估、治疗及相关前沿进展，具有良好的实用性和指导性，能够帮助读者更好地理解男性不育症，有助于国内生殖男科诊疗水平的发展和提高。本书是我国生殖男科医师重要的临床参考书，也可用于本科生、研究生及专科医生的教学和培训。

参与本书翻译的专家来自江苏省苏北人民医院、上海交通大学医学院附属仁济医院、北京大学第一医院、南京医科大学附属苏州医院、西北妇女儿童医院、东南大学附属中大医院和兰州大学第二医院，他们均是男科领域工作于临床一线的中青年骨干。本书的翻译力求忠实原著，并经数度审校。由于译者水平有限，难免存在不足之处，恳请专家和读者不吝指正。

刘凯峰

2020 年 9 月

英文版前言

为一本很具有开创性的书撰写前言是充满趣味的。本书很具启发性，它以一种清晰、精炼的方式解释了男性不育症中一些尚有争议的基础和临床问题。在过去，男性不育症一直被一些似是而非的治疗方法所困扰，甚至体外受精（IVF）也存在问题。自1979年起，我每年都会跨越大西洋和S. Silber博士在这个学科上进行合作。我们每年都会多次在全球各地见面以解决男性不育问题。40年来，我们在这一领域取得了很多的进展。

这本书之所以如此地具有吸引力，是因为它如实地、清晰地阐述了男性不育，以及在过去40年间提出的所有可能的治疗方法。本书让人惊喜之处在于它可以引导读者采取正确的方法来处理每个具有争议的问题。关于男性不育，存在着许多传说。本书的重点是阐明男性不育，并且专注于经实证真正有效的治疗。作者试图找出真相，揭开谜底，并解释这些正确有效的治疗方法。S. Silber博士非常诚恳地解释了他所采用方法的充分理由。

当然，确实有很多治疗男性不育症的方法并未经证实有效。这本书为寻找正确的治疗方法开辟了道路，并揭示了某些治疗方法的不可信和不相关。

一个完全不相关治疗的例子是手术治疗精索静脉曲张，数以百万的男性接受了这种手术，但没有任何显著的效果。没有充分的证据支持这项手术。我们希望这本书能告知读者，并淘汰这种无效且多余的手术。

即使当我们无法对男性患者自身进行治疗时，我们还可以处理他的精子。用卵细胞质内单精子注射（ICSI）进行体外受精是治疗不孕不育的一个重要里程碑。此外，卵子、胚胎和单个精子玻璃化冷冻的出现，以及精子发生的基因控制，甚至如何从皮肤细胞中制造出精子，这都将激励我们所有人。

Silber博士非常清晰地解释了ICSI如何改变了男性不育症治疗。一次健康的妊娠只需要一个精子。本书最具启发性的思想是，即使是极重度少精子症的男性，也与精子完全正常的男性一样，有机会带来一次健康的妊娠。过去患有无精子症的男性是无法生育的，但在睾丸取精术（TESE）后，精子的质量能满足ICSI来获得正常的妊娠。

本书以Silber博士特有的诚信和清晰的思路解析了男性因素不育的基础理论和治疗方法，阐明了什么有效、什么无效。这将会给大多数希望进一步理解男性不育症的读者带来启发。

Paul Devroey
2018 年于比利时布鲁塞尔

目　录

第三部分·前沿

导言

男性生殖显微外科学发展史回顾

　　我希望这本书能提供目前最新且合理的男性不育症相关的基础知识和临床治疗方法，当然也包括内分泌学和遗传学。但是男性不育症的现代疗法起源于显微外科手术。自1970年起，我为男性不育症制定合理诊疗方法已有47年，当时我还只是密歇根大学安娜堡分校的一名泌尿外科住院医师，对男性不育症并不感兴趣。那时男科还未取得不可思议的进步。由于我们对男科的现代理解和治疗是因显微外科学的普及而发展起来的，因此我们首先回顾男性生殖显微外科学的发展历史。

　　我最初的研究目的只是为了弄清肾代偿性肥大，即为什么切除一侧肾脏后，另一侧肾脏代偿，肾功能几乎翻倍。1969年，为了解答这个问题，我决定将额外肾脏移植到动物体内，看看是否会发生与其相反的情况，比如肾脏是否会发生"萎缩"。我不希望这个实验因为同种异体排斥反应而受阻，而当时利用近交繁殖来避免排斥反应最大型的动物是大鼠。在20世纪70年代初，我在早期论文中创建了泌尿显微血管外科的整个体系[1,2]。在密歇根大学动物实验室优秀管理员吉米·克鲁多普（Jimmy Crudop）的帮助和指导下，我将肾脏从一只Lewis大鼠移植到另一只Lewis大鼠体内，将供体肾动脉和肾静脉与受体主动脉和腔静脉相吻合。大鼠肾动脉直径仅为0.3 mm，主动脉直径仅为1.0 mm，当时进行这种显微手术是难以置信的。我当时纯粹是为了研究肾脏生理，而非不育症，但无意中却成了显微外科的先驱（图1～图6）。后来正是由于显微外科这项技术的出现，现代男性不育治疗领域才得以发展。因此，出于历史原因，应该对泌尿显微外科学的发展史进行简短的回顾。

　　当时我们发现移植的肾脏并没有变小，但是有4个肾脏动物的肾功能是有2个肾脏的对照组动物肾功能的2倍[3-6]。此外，当我们从大鼠体内取出一侧肾脏时，另一侧肾脏大小翻倍，我们将2个肥大的肾脏移植到另一只大鼠体内，肥大的肾脏缩小到原来的大小，并且肾功能从正常水平的2倍迅速恢复到正常水平。在20世纪70年代，这项研究使肾移植取得许多进展：利用在肾脏长时间缺血前通过盐负荷、手术前延长水化及渗透负荷，肾脏、卵巢或睾丸在永久丧失功能前限制冷热缺血时间，提前定时注射供体抗原来防止同种异体移植排斥等方法，可预防肾移植后肾衰竭[7-9]。因此，当我离开密歇根大学安娜堡分校和澳大利亚的墨尔本（1969—1975年）时，我是著名的肾移植和显微血管外科医师，但当时我并不知道自己会成为男性不育专科医生。

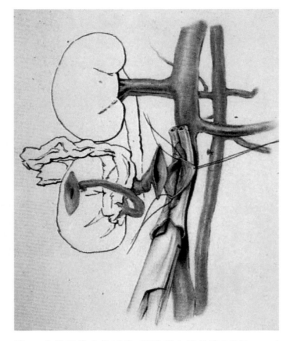

图1　大鼠显微血管手术：肾静脉与腔静脉（直径1 mm）端侧吻合

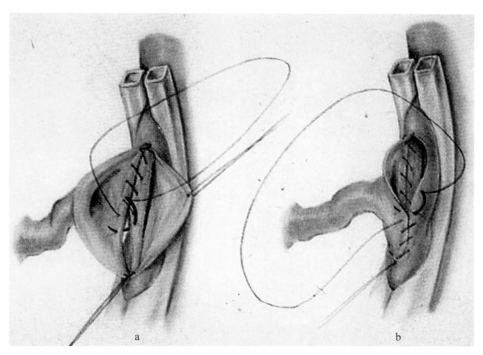

图2 大鼠肾静脉与腔静脉（直径1 mm）端侧吻合

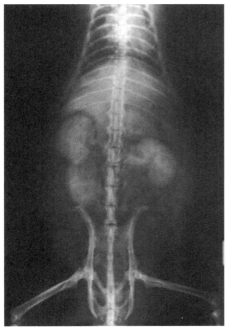

图3 大鼠肾盂静脉。造影显示3个有功能的肾脏

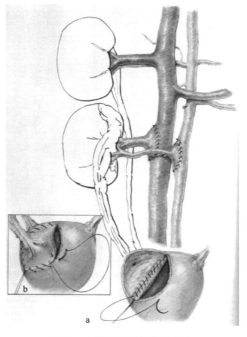

图4 大鼠输尿管膀胱吻合术

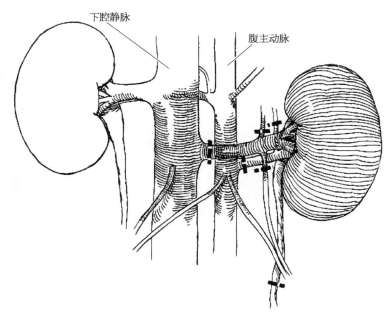

图5 利用大鼠肾动脉、肾静脉和输尿管的端端吻合术可以让供体肾存活

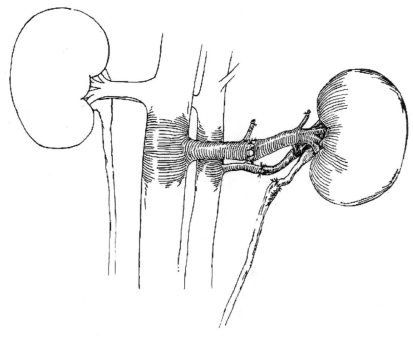

图6 已经完成的大鼠肾动脉（直径1/3 mm）、肾静脉（直径1/2 mm）和输尿管（直径1/3 mm）的端端吻合

在墨尔本时,我与鲍伯·福勒(Bob Fowler)和道格拉斯·斯蒂芬斯(Douglas Stephens)一起工作,当时流行的针对腹腔内隐睾的"Fowler-Stephens"术式常常会导致缺血性睾丸萎缩,他们对该术式并不满意。因此,我们一起开发了睾丸显微血管的自体移植方法,我们将吉米·克鲁多普和我之前吻合大鼠肾动脉和肾静脉的方法用于人类精索动脉和静脉的吻合(图7~图10)[10]。我们将这些男孩的精索动静脉分开,从而避免睾丸束缚在较高的位置,然后将它们重新分别吻合到腹壁下动脉和腹壁下静脉。这样可以使位于肾脏附近的睾

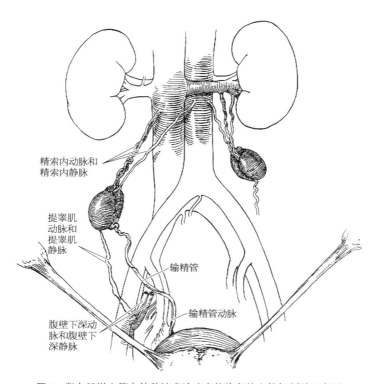

图7 睾丸显微血管自体移植术治疗高位隐睾的人体解剖学示意图

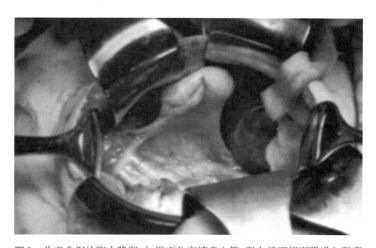

图8 儿童典型的腹内隐睾,如果不分离精索血管,睾丸就不能下降进入阴囊

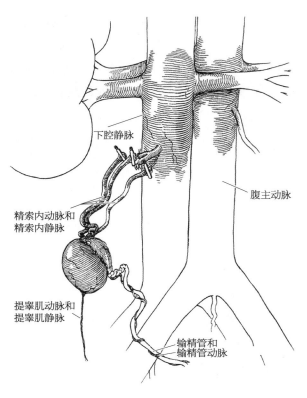

下腔静脉

腹主动脉

精索内动脉和
精索内静脉

提睾肌动脉和
提睾肌静脉

输精管和
输精管动脉

图9 分离精索血管（直径1/2 mm）
来降低高位隐睾

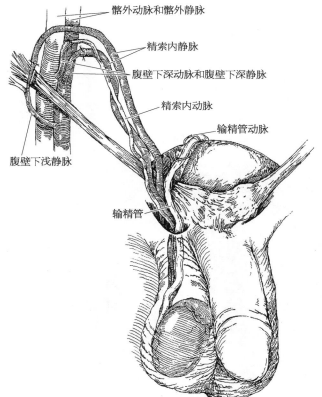

髂外动脉和髂外静脉

精索内静脉

腹壁下深动脉和腹壁下深静脉

精索内动脉

输精管动脉

腹壁下浅静脉

输精管

图10 再次吻合精索血管（直径1/3 mm）
来降低腹腔内睾丸

丸在腹腔内的位置上升，再安全地下降到阴囊（图11～图14）。福勒和斯蒂芬斯采用的这一术式的确带给我许多荣誉，但是，许多不做显微血管外科的泌尿科医师仍然只使用更具破坏性的福勒-斯蒂芬斯术式（这种术式鲍伯·福勒和道格拉斯·斯蒂芬斯自己都讨厌）。

1975年，在离开墨尔本之前，我和著名的整形外科医生伊恩·泰勒（Ian Taylor）首次进行人体游离微血管皮肤移植手术。我在彼得·莫里斯（Peter Morris）的实验室里教伊恩·泰勒如何在大鼠身上进行微血管吻合，并且他已经学会了腹股沟皮肤的解剖。因此，我们一起实施了世界上第一例游离的带大血管蒂的皮瓣和骨瓣移植手术，彻底改变了整形外科。

1978年，利用同样的显微外科技术，我们在一对同卵双胞胎之间进行了首例人类睾丸移植，其中一位有着两个正常的睾丸，另一位患有睾丸发育不良[11]。这些睾丸移植手术效果很好，患者通过自然怀孕获得了5个健康的婴儿。这种显微外科手术在当年的美国泌尿外科学会（AUA）会议上得到了加利福尼亚大学洛杉矶分校（UCLA）泌尿学界著名的威拉德·古德温（Willard Goodwin）医生的赞扬。但我从来没有想过这些技术会对输精管结扎后再通产生影响。事实上，我认为这只是一个有趣但无关紧要的事情，我认为做过输精管结扎术的人都不希望它出现再通（图15）。所以我最初写的关于通过显微手术来进行输精管结扎术后复通的原始论文对我来说似乎是微不足道的。但它们并非如此。

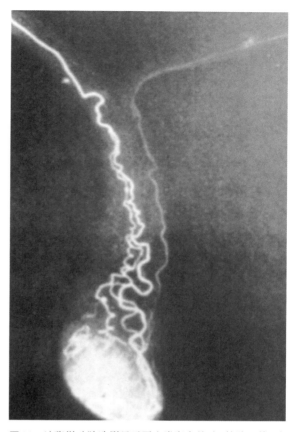

图11　这张微动脉造影显示了人类睾丸的动、静脉血管，为了将如此纤细的精索动脉与更粗的腹腔下动脉吻合，需要一个改良的端侧吻合方法

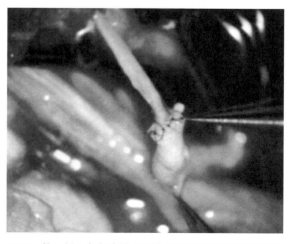

图12　第一例人睾丸移植术中精索动脉与腹壁下动脉完全吻合的图片。当取出夹子时，我们的心脏怦怦直跳，我们观察到了良好的动脉血流

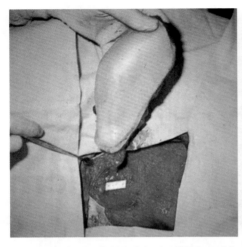

图13 我与伊恩·泰勒在澳大利亚的墨尔本进行首例腹股沟游离皮瓣微血管移植

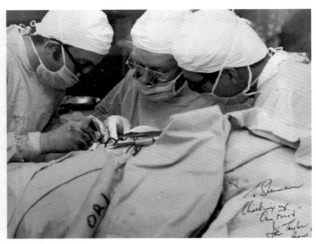

图14 我和伊恩·泰勒在1975年使用从大鼠实验中磨炼出来的技术进行世界上第一例游离带微血管蒂腹股沟皮瓣和骨瓣移植

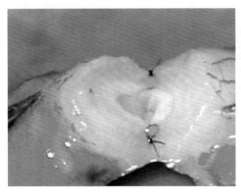

图15 最初的显微外科输精管双层再吻合（输精管吻合术）

1975年10月，在旧金山举行的美国外科医师学会会议上，一组泌尿学专家在闭路电视上进行了现场直播，之后这篇报道成了《纽约时报》头版的主要新闻。那是1975年，离体外受精技术的出现还有3年。让世界震惊的是，我们可以简单地通过做一个更好的显微外科吻合术，从而使患无精子症的男性术后获得如此高的妊娠率[12]。在此之前，人们一直错误地认为输精管结扎术后再通的持续失败是由于产生了精子抗体，这后来被证明是错误的[13-15]。输精管结扎术后再通失败的原因不是自身免疫，而是机械性再通失败，无法重建其准确的连续性。

然而，在20世纪70年代末，这引起了巨大的争议。一些人认为对输精管结扎男性进行再通是"不道德的"。他们会在泌尿外科会议上争论："如果一个男人做了输精管结扎术，那么让它再通是不道德的。"另外有些人说"你不需要显微镜"，还有些人甚至声称他们已经在这么做了。其他人则认为我们在撒谎，就像1978年英国医学会（British Medical Society）对斯特普托（Steptoe）和爱德华（Edward）的体外受精的看法一样。许多人质疑我们是否真的对这么微小的两层结构进行了吻合。我们使用10-0尼龙线间断缝合内侧黏膜层，用9-0尼龙线缝合外侧肌层。45年前的这个时候，泌尿外科医生还不知道10-0尼龙线是什么。一些反对使用显微镜的人声称缝合两层是没有必要的。但最终，所有人都接受了显微外科双层吻合术是输精管吻合的正确方法。尽管如此，我还是受到了极端的批评，因为他们担心未来这会让很多人无法接受。一开始只有克利夫兰诊所的布鲁斯·斯图尔特（Bruce

Stewart）支持我。但最终世界上大多数泌尿外科医生都采用了这种方法。

　　然而，我们在1977年的论文中指出，在进行输精管吻合时，尽管吻合得很完美，但是精液中如果没有精子，手术通常是失败的。此外，虽然精液中没有精子，但睾丸活检经常表现为正常的精子发生。如果在输精管切割部位有精子肉芽肿，那么在精液中也总是有精子，几乎所有的输精管吻合术都是成功的[16-18]。事实上，早在1978年，我们就推荐"开放末端"输精管结扎术，以确保精子肉芽肿的形成。虽然我们立刻就因为这个建议遭到了嘲笑，但直至现在我们仍然认为这是正确的[19]。

　　因为这个发现，我们研究了精液中不含精子的男性的附睾管，这类男性的精子发生往往是正常的（图16）。结果发现，术后的压力导致了继发性附睾液的外渗和爆裂，从而使得在这些病例中均发现了继发性附睾梗阻，并且输精管中没有精子[20]。在此之前，人们普遍没有认识到输精管结扎术后附睾压力增高的情况。

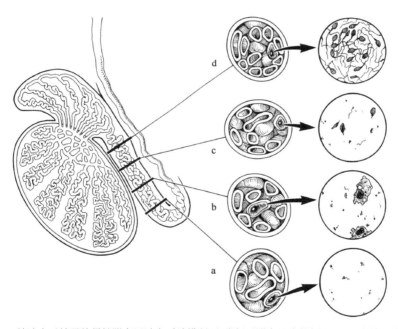

图16　精液中无精子的男性附睾远端向近端横断面，常提示附睾继发性梗阻（及正常精子发生）

　　这导致了附睾液的外渗及继发性附睾梗阻。此外，如果输精管结扎得不严密，那么在输精管结扎的部位就会有精子泄漏，导致较少的压力积聚，从而没有附睾梗阻。所以在这些病例中，显微外科输精管吻合术几乎总是成功的。我们发现，输精管结扎术后的时间越长，附睾淤积的发生率越高，这是由于压力随着时间推移而增加。其原因并不是由于长时间的阻塞造成的睾丸损伤，尽管直到今天我们还在错误地告知患者这一点。实际上，我们最初发表的论文表明，如果输精管吻合术距离之前行输精管结扎术不到10年，其成功率会更高。然而，这跟睾丸损伤没有关系。

因此，针对精液中没有精子的情况，我们发明了"特定小管"输精管–附睾管吻合术[21]。以往的梗阻性无精子症输精管–附睾管吻合术是在输精管和附睾被膜之间做一个肉眼可见的粗糙的瘘管，但成功率极低（图17）。但当我们发现输精管结扎后再通失败是由于继发性附睾梗阻，我们意识到须使用输精管–附睾管吻合术以获得更好的结果。

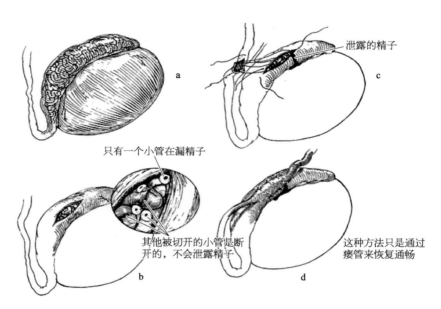

泄露的精子

只有一个小管在漏精子

其他被切开的小管是断开的，不会泄露精子

这种方法只是通过瘘管来恢复通畅

图17　在单一"特定小管"法之前，我们在1978年所采用的旧的输精管–附睾管吻合术

所以在1978年，我们开发了一种显微外科手术用于吻合输精管内侧黏膜和附睾梗阻近端部位非常精细的特定小管。当输精管中有精子时，手术的结果与输精管–输精管吻合术一样好（图18）。这一次我们又遭到了怀疑和轻视。即使在今天，大多数泌尿外科医师仍然回避这种方法，但是我们的成功率支持我们的结论[22]。起初，我们连续地横切附睾，直到越过了梗阻，发现了质量良好的精子（图17），进行端端吻合。最后我们改用端侧吻合，但保留了原来的特定附睾小管吻合术的观念，从而打破了先前只能创造瘘管的想法（图19）。

然而，在没有输精管（CBVAD，或先天性输精管缺如）的梗阻性无精子症病例中，我们开发了显微外科附睾精子抽吸（MESA）技术，首先在1986年用于常规体外受精（IVF），然后在1992年将MESA联合卵细胞质内单精子注射（ICSI）（图20）。同样值得注意的是，使用这些技术的妊娠率和活产率与精液中精子数正常的夫妇没有什么不同[23, 24-31]。更值得注意的是，1993年我们在布鲁塞尔报道，完全没有附睾的患者用睾丸不活动精子通过ICSI后获得了正常的妊娠率和活产率[25, 32]。我们创造了睾丸取精术（TESE）。我们现在还保存着来自布鲁塞尔外科医生休息室的餐巾，保罗·戴夫罗伊（Paul Devroey）就是在那里写下我们创造的"TESE"这个名称[24-27, 33]。并且，我们改变了附睾功能的基本科学概念。人们曾认为最远端的精子最具运动性，它通过大部分的附睾，但我们发现，在梗阻性无精子症中，

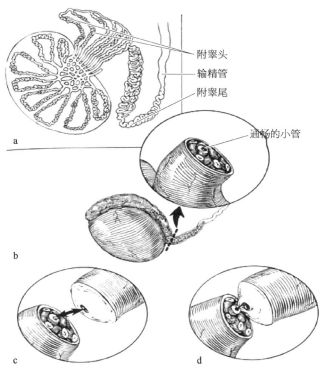

图18　端对端特定小管输精管-附睾管吻合术

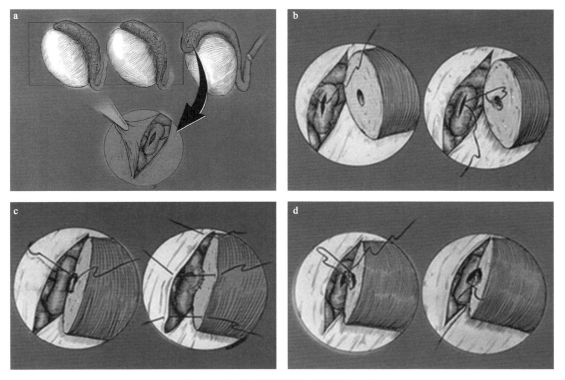

图19　改良的端侧输精管-附睾管吻合术

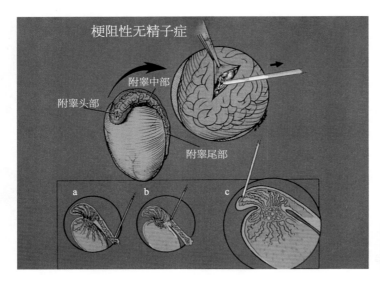

图20 对于没有输精管的MESA，我们发现最有活性的精子是在近端，而非远端，就像大多数人之前想的那样

情况正好相反，只有最近端的精子具有良好的运动性。然后在1994年，我们发现即使无精子症男性没有梗阻（而且似乎根本没有精子发生），睾丸中也经常（超过50%）有非常少量的精子，这对于行ICSI获得正常妊娠是足够的[25,34]。这些发现都是基于我们在20世纪70年代发表的睾丸活检标本定量组织学检查的原始论文。

从1992年开始，我们在麻省理工学院的Page实验室利用因非梗阻性无精子症而进行早期睾丸显微取精的患者来绘制Y染色体图谱并对其进行测序，发现Y染色体上调控精子生成的基因在这些不育症男性中缺失。这就是著名的 DAZ 基因（实际上是我们创造了"DAZ"这个术语），在这个实验室我们发现了第3号常染色体上的 DAZL 基因。研究表明 DAZL 基因是主要的通用祖先基因，它"允许"早期胚胎干细胞成为像精子或卵子那样的生殖细胞。事实上 DAZ 或 DAZL 基因是大多数动物精子和卵子形成最常见的关键基因，这可以追溯到很早以前的系统发育过程。

随着TESE的发展，我们发现了避免黏连最简单的方法。这显然也适用于女性的输卵管显微外科手术。每当我们需要对这些非梗阻性无精子症患者进行再次手术以获得更多的精子时，手术后的白膜间隙没有任何粘连，就像他的阴囊从来没有做过手术一样。我们意识到这归功于在阴囊内手术中采用了戈梅尔（Gomel）和温斯顿（Winston）在输卵管显微外科手术中所采用的最小组织损伤、完美止血和肝素化生理盐水脉冲式冲洗的原则。使用肝素化生理盐水使组织保持湿润和使用无组织损伤的微双极镊止血这两种方法，没有商品化的防粘连产品可以与其进行比较。

尽管在无精子症男性中完全探查睾丸可以找到那些稀有的精子，如何避免显微外科手术对睾丸组织的损伤和防止粘连一样重要。我们通过使用微双极镊对所有出血点进行止血，并采用9-0尼龙线间断缝合白膜，而不是用流行的4-0微乔线连续缝合，从而避免睾丸内水肿和随后的睾丸萎缩。这防止了因缝合而致的睾丸体积减小和后续压力性萎缩。此外，我们研究了精原干细胞（SSC）的位置，认识到外科医生不必通过"挖掘"睾丸来找到稀少的精子。术者可以停留在生精小管的外周对每个解剖小叶进行取样。如果睾丸内某处存在精原干细胞，可以在这根生精小管外周盘曲的部位发现精子。这样就避免了睾丸内部损伤（进行深度侵入性的"显微解剖"）。

自1952年以来，为不育症男性做精索静脉曲张切除术非常流行。但我不再是它的提倡者（尽管在很多泌尿外科医生看来它依然很实用）。然而，在1979年我首次提出使用显微外科手术方法来避免精索小动脉的损伤，从而使它成为更安全的手术[37]。在此之前，相关并发症的发生率为5%，如疼痛性鞘膜积液和精索动脉损伤引起的睾丸萎缩或精子发生减少（而非增加）。此外，由于没能结扎每条精索静脉，精索静脉曲张复发很常见。虽然1979年以前没人使用显微外科手术方法进行精索静脉曲张切除术，但现在每个人都这样做。然而，绝大多数非泌尿外科的不孕症医生不信任精索静脉曲张切除术。他们认为当男性经历这个手术，等待精子数量增加时，他们妻子的卵子一直在变老。我对此的观点将在本书中详细阐释和记录。

最近，我们将注意力转向了培养和冷冻SSC，以便患有肿瘤的青春期前男孩在化疗后可以将其移植回来。我们用基因转录的单细胞分析揭示了精子发生的基因组学，并识别了在此之前难以捉摸的人类SSC。现在我们可以很容易地冷冻一个青春期前男孩的睾丸取精样本，当他成年后，培养和扩增SSC的数量，进而将之移植入他的无精睾丸中。通过显微外科学、遗传学和细胞培养技术，使得男科学取得如此令人瞩目的进步变得可能。此外，通过了解SSC的培养或冷冻，并确定精子发生的整个转录组，这可以在未来的男性不育症治疗方面取得重大进展。例如，我们可以培养和扩增睾丸取精术样本中的SSC，然后将之注射回无精子症患者的睾丸网中，从而增加他们的精子发生。此外，在小鼠中，用源于皮肤活检的干细胞来产生精子（或卵子）是可能的。

男科医生不仅要了解男性生育，还要了解女性生育，这一点很重要。例如，我们于2004年在美国第一次成功地进行了冷冻卵巢移植手术[38]。因卵巢早衰或肿瘤治疗而绝经5年以上的妇女通过这些方式生育了健康的婴儿[39-41]。通过对这一系列引人注目的人类卵巢移植进行研究，我们已经破译了从人类原始卵泡募集到排卵之间的时间间隔，以及在此之前对卵母细胞募集的神秘调控。此外，通过研究源于卵巢早衰不一致的同卵双胞胎皮肤细胞的人卵母细胞的发育，我们目前正在确定原始生殖细胞（PGC）在人类胚胎发育中发生的时期。并且，我们即将能够从源于皮肤的诱导多能干细胞中制造出SSC（即正常精子）。这将会在本书的最后一章中详细阐述。我们也即将实现通过皮肤在无精子症患者体内制造出精子。

从我第一次在小鼠身上进行显微外科实验，到在男性和女性不育症的理解和治疗方面取得显著进步，之间经历了几乎半个世纪的漫长旅程。实际上，关于输精管复通术、输卵管复通术和输精管-附睾管吻合术，我们的成果依然惊人，即使源于20世纪70年代早期对大鼠研究发展起来的MESA、TESE和IVF等方面的显微操作现在非常方便[22,42-44]。目前在男性不育症方面令人惊讶的新进展是卵细胞质内单精子注射（ICSI）、精原干细胞的冷冻和移植，以及破译精子发生的整个基因转录组，通过诱导多能干细胞（IPS）转化从男性皮肤中制造精子。这本书的目的是提供必要的基础知识，方便日后理性且成功地使用前沿方式处理男性不育症。

Sherman Silber

St. Louis, MO

（刘凯峰　刘宇　陆帅　胡文涛　钟亚楠　译，杨慎敏　审校）

参考文献

[1] Silber SJ, Crudop J (1973) Kidney transplantation in inbred rats. Am J Surg 125: 551−553

[2] Silber SJ, Crudup J (1974) The three-kidney rat model. Invest Urol 11: 466−470

[3] Silber S, Malvin RL (1974) Compensatory and obligatory renal growth in rats. Am J Physiol 226: 114−117

[4] Silber SJ (1974) Renal transplantation between adults and children. Differences in renal growth. JAMA 228: 1143−1145

[5] Silber SJ (1974) Extra renal function in patients with duplication anomaly: obligatory and compensatory renal growth. J Urol 112: 423−424

[6] Silber SJ (1976) Growth of baby kidneys transplanted into adults. Arch Surg 111: 75−77

[7] Silber SJ (1974) The prevention of acute tubular necrosis in renal transplantation by chronic salt loading of the recipient. Aust N Z J Surg 44: 410−412

[8] Silber SJ (1975) Transplantation of rat kidneys with acute tubular necrosis into salt-loaded and normal recipients. Surgery 77: 487−491

[9] Silber SJ, Miller JF, Morris PJ (1976) Graft-versus-host reactivity and renal allograft survival in rats given allogeneic spleen cells or spleen allografts. Transplantation 22: 160−166

[10] Silber SJ, Kelly J (1976) Successful autotransplantation of an intra-abdominal testis to the scrotum by microvascular technique. J Urol 115: 452−454

[11] Silber SJ (1978) Transplantation of a human testis for anorchia. Fertil Steril 30: 181−187

[12] Brody EJ (1975, October 8) New York Times. p. 1. Retrieved from http://www.nytimes. com/1975/10/08/archives/microsurgery-successful-in-vasectomy-reversals-vasectomy-test. html?mcubz=0

[13] Silber SJ (1977) Microscopic vasectomy reversal. Fertil Steril 28: 1191−1202

[14] Silber SJ (1977) Perfect anatomical reconstruction of vas deferens with a new microscopic surgical technique. Fertil Steril 28: 72−77

[15] Silber SJ, Galle J, Friend D (1977) Microscopic vasovasostomy and spermatogenesis. J Urol 117: 299−302

[16] Silber SJ (1977) Sperm granuloma and reversibility of vasectomy. Lancet 2: 588−589

[17] Silber SJ (1978) Vasectomy and vasectomy reversal. Fertil Steril 29: 125−140

[18] Silber SJ (1978) Vasectomy and its microsurgical reversal. Urol Clin North Am 5: 573−584

[19] Shapiro EI, Silber SJ (1979) Open-ended vasectomy, sperm granuloma, and postvasectomy orchialgia. Fertil Steril 32: 546−550

[20] Silber SJ (1979) Epididymal extravasation following vasectomy as a cause for failure of vasectomy reversal. Fertil Steril 31: 309−315

[21] Silber SJ (1978) Microscopic vasoepididymostomy: specific microanastomosis to the epididymal tubule. Fertil Steril 30: 565−571

[22] Silber SJ, Grotjan HE (2004) Microscopic vasectomy reversal 30 years later: a summary of 4010 cases by the same surgeon. J Androl 25: 845−859

[23] Devroey P, Liu J, Nagy Z, Tournaye H, Silber SJ, Van Steirteghem AC (1994) Normal fertilization of human oocytes after testicular sperm extraction and intracytoplasmic sperm injection. Fertil Steril 62: 639−641

[24] Silber SJ, Van Steirteghem AC, Devroey P (1995) Sertoli cell only revisited. Hum Reprod 10: 1031−1032

[25] Silber SJ, Van Steirteghem AC, Liu J, Nagy Z, Tournaye H, Devroey P (1995) High fertilization and pregnancy rate after intracytoplasmic sperm injection with spermatozoa obtained from testicle biopsy. Hum Reprod 10: 148−152

[26] Silber SJ, Devroey P, Tournaye H, Van Steirteghem AC (1995) Fertilizing capacity of epididymal and testicular sperm using intracytoplasmic sperm injection (ICSI). Reprod Fertil Dev 7: 281−292; discussion 92−3

[27] Silber SJ, Nagy Z, Liu J, et al. (1995) The use of epididymal and testicular spermatozoa for intracytoplasmic sperm injection: the genetic implications for male infertility. Hum Reprod 10: 2031−2043

[28] Silber SJ, Nagy ZP, Liu J, Godoy H, Devroey P, Van Steirteghem AC (1994) Conventional invitro fertilization versus intracytoplasmic sperm injection for patients requiring microsurgical sperm aspiration. Hum Reprod 9: 1705−1709

[29] Silber SJ, Ord T, Balmaceda J, Patrizio P, Asch RH (1990) Congenital absence of the vas deferens. The fertilizing capacity of human epididymal sperm. N Engl J Med 323: 1788−1792

[30] Asch RH, Patrizio P, Silber SJ (1992) Ultrastructure of human sperm in men with congenital absence of the vas deferens: clinical implications. Fertil Steril 58: 190−193

[31] Silber S, Ord T, Borrero C, Balmaceda J, Asch R (1987) New treatment for infertility due to congenital absence of vas deferens. Lancet 2: 850−851

[32] Devroey P, Liu J, Nagy Z, et al. (1995) Pregnancies after testicular sperm extraction and intracytoplasmic sperm injection in non-obstructive azoospermia. Hum Reprod 10: 1457−1460

[33] Silber SJ (1996) Sertoli cell only syndrome. Hum Reprod 11: 229

[34] Silber SJ, van Steirteghem A, Nagy Z, Liu J, Tournaye H, Devroey P (1996) Normal pregnancies resulting from testicular sperm extraction and intracytoplasmic sperm injection for azoospermia due to maturation arrest. Fertil Steril 66: 110−117

[35] Silber SJ, Rodriguez-Rigau LJ (1980) Pregnancy after testicular transplant: importance of treating the couple. Fertil Steril 33: 454−455

[36] Silber SJ (2011) The Y chromosome in the era of intracytoplasmic sperm injection: a personal review. Fertil Steril 95: 2439−2448 e1−e5

[37] Silber SJ (1979) Microsurgical aspects of varicocele. Fertil Steril 31: 230−232

[38] Silber SJ, Lenahan KM, Levine DJ, et al. (2005) Ovarian transplantation between monozygotic twins discordant for premature ovarian failure. N Engl J Med 353: 58−63

[39] Silber S (2015) Unifying theory of adult resting follicle recruitment and fetal oocyte arrest. Reprod Biomed Online 31: 472−475

[40] Silber S, Pineda J, Lenahan K, DeRosa M, Melnick J (2015) Fresh and cryopreserved ovary transplantation and resting follicle recruitment. Reprod Biomed Online 30: 643−650

[41] Silber S (2016) Ovarian tissue cryopreservation and transplantation: scientific implications. J Assist Reprod Genet 33: 1595−1603

[42] Silber SJ (ed) (1980) Microsurgery. Williams & Wilkins, Baltimore, MD, p 492 1979

[43] Silber SJ (1985) Reproductive infertility microsurgery in the male and female. Williams and Wilkins, Baltimore, MD, 1984

[44] Silber, SJ (in press) Fundamentals of Male Infertility. Springer, 2017

第一部分

睾丸的基础知识

1 睾丸的发育、胚胎学和解剖学

　　成年男性睾丸由产生精子的配子部分和分泌睾酮的内分泌部分组成[1-8]。配子部分的精子在生精小管内产生并由支持细胞支持。雄激素（睾酮）由生精小管之间间质内的间质细胞产生（图1.1，图1.2），其对精子发生也是至关重要的。然而，只有睾丸内分泌的雄激素才能促进精子发生，而外源性的雄激素则抑制垂体分泌功能，进而阻断精子发生。

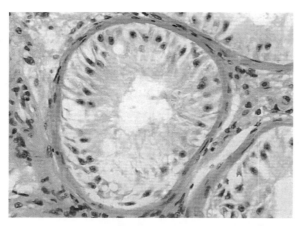

图1.1　有支持细胞但无精子发生的生精小管。注意：每个支持细胞的细胞核中都有明显蓝色突起的核仁，且细胞质是模糊的，细胞具有变形虫样的特征

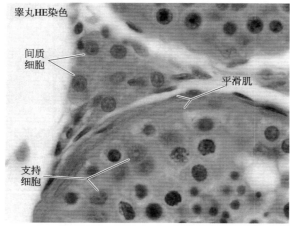

图1.2　精子发生在生精小管中并由支持细胞支持。注意：睾丸间质细胞在生精小管之间的间质中

　　胚胎学上,胎儿睾丸在6周之前是一个未分化的性腺,只是一团可能发育成为睾丸或卵巢的中胚层。在男性,未分化性腺在6周后会分化为睾丸的实质,但在此之前男性和女性的泌尿生殖道是相同的(图1.3~图1.5)。男性和女性生殖器均起源于中肾管和中肾旁管系统,以及未分化的性腺。

　　6周后,受睾丸分泌的抗中肾旁管激素(AMH)影响,男性的中肾旁管退化,而在胎儿睾丸分泌的睾酮作用下,中肾旁管变得更占主导。性腺体细胞来自泌尿生殖嵴的中胚层,然而,原始生殖细胞(PGC)起源于可能的性腺区域之外,最初可在外胚层中鉴定,随后在卵黄囊中可被发现[6]。PGC在胚胎发育7~8天后由外胚层产生,然后在脊柱前方的生殖腺嵴处迁移到性腺,在那里进行配子发生(图1.6a、b)。当其余的胚胎体细胞快速分化时,这些PGC在卵黄囊中的胚胎体"外"保持未分化状态是至关重要的。然而,到6周时,大多数PGC最终迁移到性腺,并与毗邻的性腺体细胞紧密相连。这些原始生殖细胞

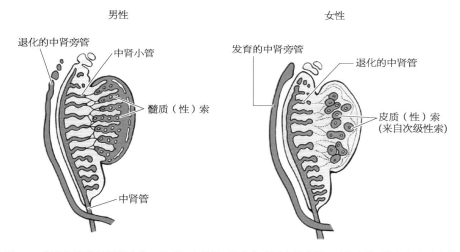

图1.3　睾丸和卵巢的早期分化。注意:在男性,性索变成了生精小管,而在女性,性索变成了卵巢的卵泡。睾丸支持细胞与卵巢卵泡的颗粒细胞具有同源性

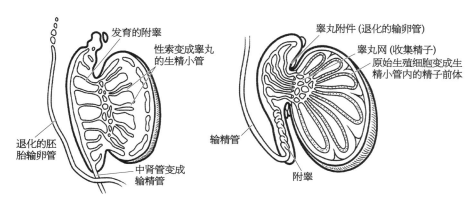

图1.4　在胚胎睾丸的生精小管中原始生殖细胞变成精子前体

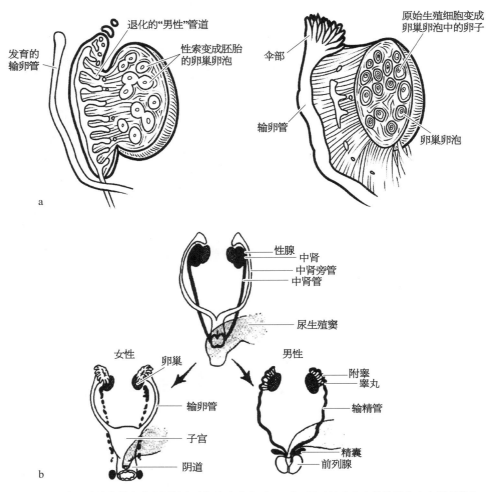

图1.5　a. 在胚胎的卵巢卵泡中原始生殖细胞变成卵子；b. 在6周后性分化之前的胎儿中中肾旁管与中肾管平行，随后在睾丸分泌的AMH影响下，男性中肾旁管退化，而在胎儿睾酮的作用下，中肾管进一步发育

可以变成卵母细胞或精原干细胞（SSC），这取决于性腺是否已分化为男性（睾丸）或女性（卵巢）。

6周龄的睾丸由胚胎中肾背脊内侧表面的原始性腺发育而来。性索（在男性中注定要发育成为生精小管）与女性性腺的卵泡并无区别（图1.4，图1.5）。在第16周，性索呈U形，其末端在睾丸周围的白膜下吻合，并且集中汇入睾丸网[5-8]。这是一个重要的解剖学特征，使得为无精子症男性安全、成功地进行睾丸取精术（TESE）成为可能（图1.7～图1.11）。

在6～8天的人类外胚层中即可识别出原始生殖细胞（图1.6a、b）。在人类胚胎发育的第4周初，生殖细胞开始从卵黄囊（本质上是在胚胎外部）向生殖腺嵴迁移。原始生殖细胞基本上起始于胚胎的"外部"，所以它们不分化，而胎儿的其他部分正在迅速分化（图1.6）。它们只有在原始性腺的体细胞已形成时才会迁移到生殖腺嵴。这些定向的生殖细胞在胎儿其他部分的体细胞分化之外是非常重要的,因为性腺芽基的形成在人类胚胎发生的第5周完成,然后根据性别决定基因(*SRY*),变成睾丸或卵巢。在此之前,男性和女性原始的、未分化的性腺由三种不同类型的细胞组成——原始生殖细胞,生成睾丸支持细胞或卵巢颗粒细胞的支持上皮细胞,以及来源于生殖腺嵴间质的基质细胞。男性的支持细胞相当于女性的颗粒细胞。

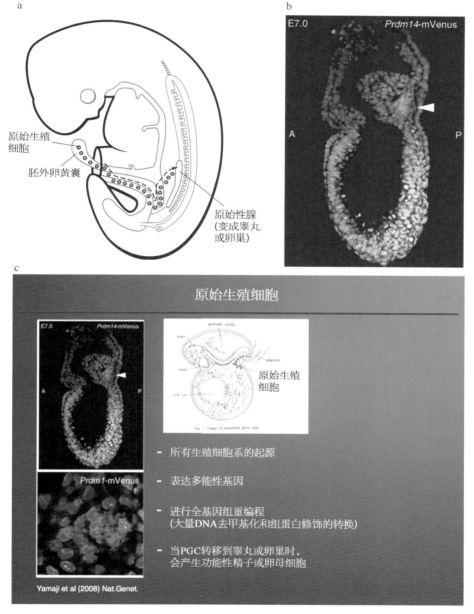

图1.6　a. 3周龄的人类胚胎:原始生殖细胞(未来的精子或卵子)向未来的睾丸或卵巢迁移;b. 出现PGC的小鼠外胚层

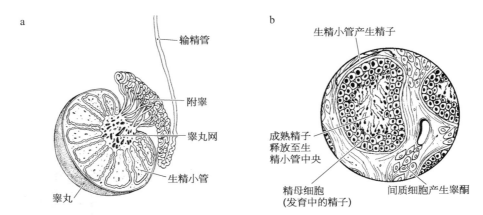

图1.7 a.睾丸外周由U形生精小管形成U形曲线,其内部汇入睾丸网；b.精子工厂(睾丸活检)的精子在生精小管中制造,而睾酮则由间质中的间质细胞产生

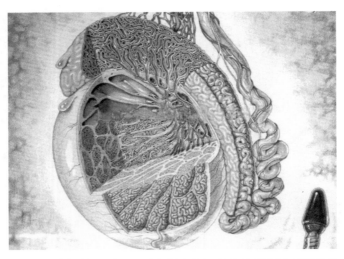

图1.8 睾丸解剖。注意:300个解剖小叶(一侧)汇入睾丸网,再汇集成睾丸输出小管,最终汇入附睾头,形成输精管

性别分化是由原始性腺是否变成睾丸或卵巢决定的,其是由Y染色体上的*SRY*基因是否存在决定的。所有胎盘哺乳动物都有一个XX雌性/XY雄性性别决定系统。*SRY*基因负责将未分化性腺向分化的睾丸进行转化。*SRY*位于Y染色体(Yp)的短臂上,是第一个参与分化过程的基因,并且是许多睾丸形成基因下游级联的启动者,这些基因实际上位于常染色体上[9,10]。这些下游基因决定了未分化性腺发育为睾丸。Y染色体上的*SRY*基因只是一个"扳机"。未分化性腺发育为睾丸实际上是由许多常染色体基因控制的,这些基因位于始动基因*SRY*触发的下游。

在女性,当PGC到达生殖腺嵴时,它们被维甲酸所包裹,而维甲酸可上调启动减数分裂的基因*STRA8*[11,12]。然而,在男性胎儿,支持细胞保护PGC避免与维甲酸接触,因此男性生殖细胞不会进入减数分裂,而是变成SSC,其在青春期后启动精子发生。在女性,由于皮质组织压力和*FOX3*基因进入核内的影响,减数分裂阻滞于卵巢皮质的原始卵泡早期。因此,尽管男性可以无限期地连续产生精子,但是女性却不能产生更多的卵母细胞。卵母细胞的减数分裂和发育受到原始卵泡的控制,原始卵泡能够阻止所有卵母细胞同时进行减数分裂,以避免出生时卵母细胞完全消失。如果没有由原始卵泡引起的减数分裂停滞,所有的卵母细胞在出生后将很快消失[13,14]。

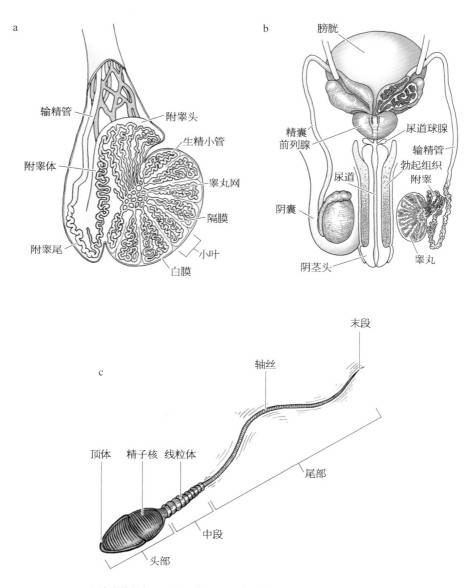

图1.9　a. 显示生精小管如何形成外周部U形小管的睾丸组织切面。注意:这意味着任何外周睾丸活检或TESE都不会对生精小管造成梗阻,但深部活检会造成梗阻性损伤;b. 男性性器官:显示整个系统的概况;c. 单个正常成熟精子的解剖。注意:头部像击锤的顶体对卵子穿透非常重要,中段聚集的线粒体可为精子的运动提供能量

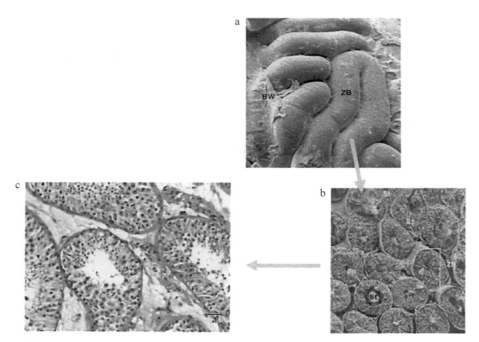

图1.10 a. 睾丸、附睾和输精管的矢状图；b. 生精小管的扫描电镜图；c. 正常生精小管的高倍组织学图和低倍组织学图

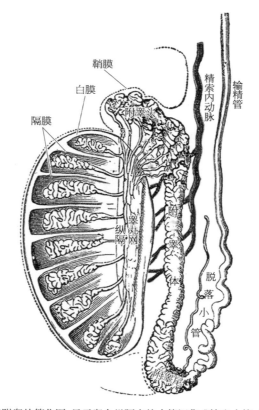

图1.11 睾丸和附睾的简化图，显示睾丸纵隔内的小管汇集成输出小管，并由此进入附睾

　　那么，为什么卵母细胞这个复杂笨拙的系统会立即开始减数分裂，然后又立即停止，并在整个生命中逐渐排出，最终女性会耗尽卵子，而男性会无限期地制造新的精子呢？这个问题的答案非常有意思。由于不可避免的复制错误，人群中的大多数突变来源于精子产生期间[15]。太多这样的突变会对种群造成巨大的破坏，但它是所有进化的基础。卵母细胞不经历复制，因此可以稳定物种免受太多突变。没有睾丸中的生殖细胞突变，就没有进化。没有卵巢中卵母细胞的这个系统，我们的物种很快就会失去平衡。

　　为什么卵母细胞要开始减数分裂，然后被"锁定"一辈子，而精子则不断由精原干细胞产生呢？这种分裂模式对物种有什么好处？卵子发生和精子产生之间的这种分裂（二分法）的好处是，一个物种多年来发生的大多数突变都是在睾丸的精子产生过程中作为错误发生的。卵母细胞不必经历周期性的有丝分裂，从而避免了这种风险。当然，卵母细胞不幸老化，可导致女性不孕[16]。这两种机制在进化上是互相结合的。如果没有由精子产生过程中引起的突变，以及持续的生殖细胞易出错的复制，就不会有进化。然而，如果没有减数分裂过程中卵母细胞的"锁定"，避免像精子那样不断地出现复制错误，该物种将失去稳定性。

（王静　陆金春　译，董治龙　审校）

参考文献

[1] Cunningham DJ, Brash JC, Jamieson EB (1935) Cunningham's manual of practical anatomy, 9th edn. H. Milford, London, New York

[2] Woodburne RT (1961) Essentials of human anatomy, 2nd edn. Oxford University Press, New York

[3] Adashi EY, Rock JA, Rosenwaks Z (1996) Reproductive endocrinology, surgery, and technology. Lippincott-Raven, Philadelphia

[4] Knobil E, Neill JD (1994) The Physiology of reproduction, 2nd edn. Raven Press, New York

[5] Gray H, Goss CM (1948) Anatomy of the human body, 25th edn. Lea & Febiger, Philadelphia

[6] Sobotta J, Figge FHJ, Hild WJ, Becher H (1974) Atlas of human anatomy, 9th edn. Hafner Press, New York

[7] Runge R (1983) J Androl 4(1): 108

[8] Holstein AF, Roosen-Runge EC, Schirren CS (1988) Illustrated pathology of human spermatogenesis. Grosse, Verlag, Berlin

[9] Silber SJ (2011) The Y chromosome in the era of intracytoplasmic sperm injection: a personal review. Fertil Steril 95: 2439-2448 e1-5

[10] Miller D, Summers J, Silber S (2004) Environmental versus genetic sex determination: a possible factor in dinosaur extinction? Fertil Steril 81: 954-964

[11] Koubova J, Menke DB, Zhou Q, Capel B, Griswold MD, Page DC (2006) Retinoic acid regulates sex-specific timing of meiotic initiation in mice. Proc Natl Acad Sci USA 103: 2474-2479

[12] Anderson EL, Baltus AE, Roepers-Gajadien HL, et al (2008) Stra8 and its inducer, retinoic acid, regulate meiotic initiation in both spermatogenesis and oogenesis in mice. Proc Natl Acad Sci USA 105: 14976-14980

[13] Andersen CY, Silber SJ, Bergholdt SH, Jorgensen JS, Ernst E (2012) Long-term duration of function of ovarian tissue transplants: case reports. Reprod BioMed Online 25: 128-132

[14] Silber S (2015) Unifying theory of adult resting follicle recruitment and fetal oocyte arrest. Reprod BioMed Online 31: 472-475

[15] Silber S (2016) Ovarian tissue cryopreservation and transplantation: scientific implications. J Assist Reprod Genet 33: 1595-1603

[16] Silber SJ, Kato K, Aoyama N, et al (2017) Intrinsic fertility of human oocytes. Fertil Steril 107: 1232-1237

2 | 胎儿睾丸从腹部到阴囊的下降

除了大象、鲸鱼及犀牛的睾丸一直位于腹腔，大多数哺乳动物的睾丸都会从腹部的原始位置沿着腰椎向下迁移到阴囊中[1,2]。大多数的哺乳动物，包括人类，其睾丸通过腹壁进入腹膜外翻部分（即阴囊）（图2.1～图2.3）。睾丸的下降需要经历形态学及激素水平不同的两个阶段，分别称腹腔内阶段与腹股沟阴囊阶段。在第一个阶段，睾丸仍然通过膨大的引带固定在腹膜后腹股沟区域，以防止睾丸随着胚胎的长大而升高。引带是连接在腹股沟管上的圆柱状结构。在胚胎发育的最后3个月，睾丸拖拽其神经血管束沿着后腹壁向下滑动，在引带引导下从腹股沟区下降到阴囊（图2.4）。出生时或出生后不久，睾丸会移到其最终的腹外位置，并被腹膜构成的鞘状突覆盖（图2.5）。

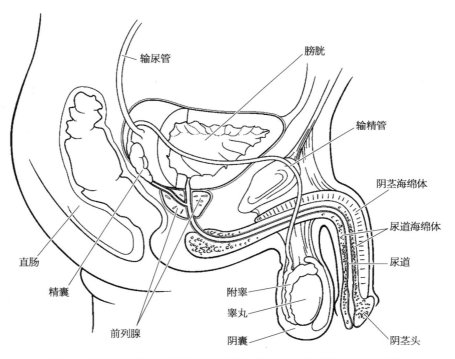

图2.1　男性性器官侧视图：显示了胎儿睾丸从腹部内下降到阴囊位置的路径

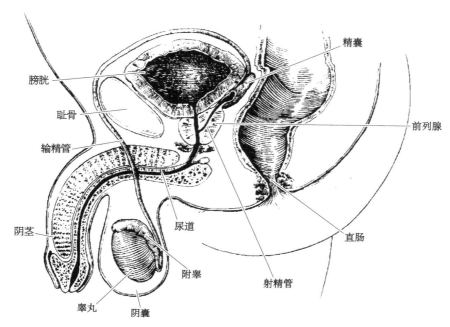

图2.2　男性生殖器官(侧视图),整个男性生殖解剖学更详细的图示

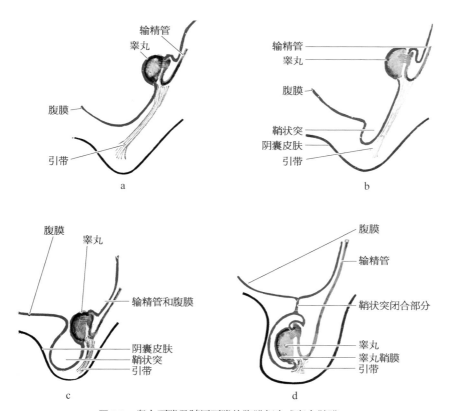

图2.3　睾丸下降及随同下降的腹膜衍生成睾丸鞘膜

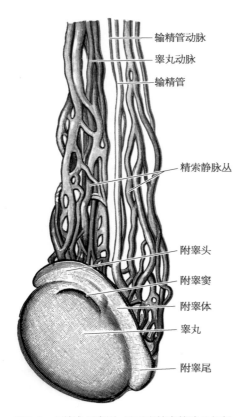

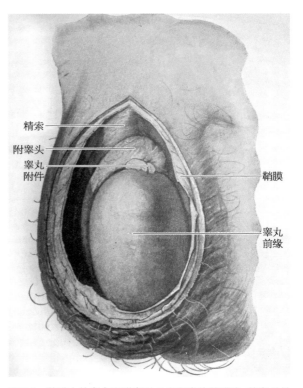

图2.4 左精索示意图,显示出精索静脉丛如何冷却进入睾丸的血液

图2.5 鞘膜内的睾丸和附睾显示出阴囊的鞘膜腔,其实只是随着睾丸下降形成的腹膜腔的延伸

　　隐睾症(睾丸未降)与精子发生受损相关,因为精子发生不能在温度较高的腹腔内进行(图2.4)。这就是为什么睾丸必须在体外,这样才能保证生殖细胞的正常发育。阴囊静脉的"精索静脉丛"将进入阴囊睾丸的腹部温暖的动脉血液进行冷却。当睾丸不能正常下降时,它仍会产生雄激素,但由于腹腔内温度较高,精子发生受到抑制。阴囊的一大作用就是让精子发生的环境温度更低。只有少数哺乳动物,如鲸鱼、河马和大象,能在温度较高的腹部维持正常精子发生。

(王家雄　杨慎敏　译,刘凯峰　审校)

参考文献

[1] Cunningham DJ, Brash JC, Jamieson EB (1935) Cunningham's manual of practical anatomy, 9th edn. H. Milford, London, New York

[2] Woodburne RT (1961) Essentials of human anatomy, 2nd edn. Oxford University Press, New York

3 | 男性睾丸解剖

男性睾丸通常位于阴囊内。在早期胚胎的发育过程中,性索会分化成女性卵巢中的卵泡及男性的生精小管(图1.3～图1.5)。睾丸的构成与卵巢高度相似,男性生精小管中的支持细胞相当于女性卵巢的颗粒细胞,而间质细胞则相当于女性的卵泡膜细胞。睾丸的体积大约为20 mL,但两侧会有所不同,右侧的睾丸通常比左侧要大10%左右。通常人类睾丸纵向长度为4.5～5.1 cm,睾丸平均重量为15～19 g。男性的睾丸白膜相当于女性的卵巢皮质,而卵巢皮质在女性中具有"附带"着调节始基卵泡的抑制和增长的重要作用。卵巢皮质和白膜是人体中连接最致密的组织,而正是这种致密结构,在男性中起着保护睾丸的作用,在女性中调节始基卵泡的增长速率[1]。

通常在鞘膜和白膜中间会有少量液体[2],而鞘膜积液则是指这两层间隙中的积液过多(图2.5)。鞘膜积液有可能是因为在睾丸下降过程中,鞘状突闭锁不全引起的腹股沟斜疝导致,也有可能是因完全闭合膜内的炎症性或血性分泌物导致(图2.3)。

睾丸附件是位于男性附睾头旁的微小结构,它是中肾旁管退化的残余物(图3.1)。如果仔细观察,可以惊喜地发现退化的输卵管、子宫及(如果是女性,还可以看到)阴道。而这

a

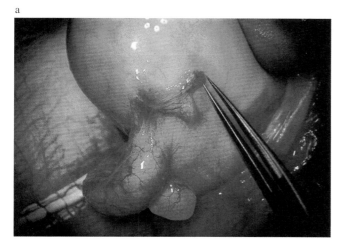

图3.1　a. 睾丸附件是成年男性中肾旁管退化的残余物,请注意,可以看到退化的子宫和输卵管

b

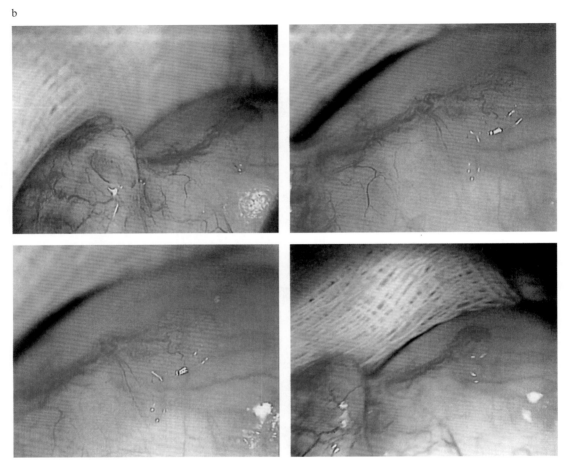

续图3.1 b. 从四种不同角度观察中肾旁管残余物,可以看到男性阴囊中的子宫动脉、子宫及输卵管

些中肾旁管胚胎结构的退化则是因为胎儿睾丸分泌的AMH。同时,胎儿睾丸分泌的睾酮则促进中肾管的发育,后期中肾管则转化成为附睾、输精管及前列腺(图1.5b)。

(张辰望　刘凯峰　译,杨慎敏　审校)

参考文献

[1] Silber S (2016) Ovarian tissue cryopreservation and transplantation: scientific implications. J Assist Reprod Genet 33: 1595−1603

[2] Sobotta J, Figge FHJ, Hild WJ, Becher H (1974) Atlas of human anatomy, 9th edn. Hafner Press, New York

4 | 生精小管结构

　　睾丸由产生精子的生精小管和生成睾酮的间质细胞组成。生精小管是长U形管道,它们在睾丸的外周形成U形弯曲,两个远端都朝着睾丸的中央上和后部区域进入由扁平立方上皮细胞组成的睾丸网(图1.4,图1.7~图1.9)。这在临床上很重要,因为在外周进行睾丸活检,无论其范围有多大,都不会引起梗阻。而在正中进行睾丸活检会造成严重的梗阻和损伤。睾丸网可阻止液体从附睾回流到生精小管中。睾丸网的这种瓣膜样作用解释了输精管结扎术为什么会引起压力积聚和附睾淤积,但不影响睾丸或精子生成。这些生精小管向白膜走行过程中不断弯曲和旋转(图1.4,图1.8,图1.9)。睾丸网位于睾丸的附睾边缘,并在睾丸的上部合并,形成5~10个输出小管。这些输出小管离开睾丸,走行一小段距离进入附睾的头部或帽状区域。这些输出小管还可以通过纤毛细胞的快速向前摆动,使得液体向前进入附睾,防止它们回流以保护睾丸。生精小管排列在解剖小叶中,每个小叶包含1~4个小管(图1.8,图1.9,图1.11)。了解这些解剖结构是对无精子症患者进行显微取精的关键。

(张胜民　刘凯峰　译,杨慎敏　审校)

5 | 睾丸的血供

  精索动脉（对应于女性的卵巢动脉）在睾丸上方分成两个分支（图2.4，图2.5和图5.1a）。其中一支供应附睾，另一分支向后进入睾丸，下降到下极，然后沿前表面向上折回。睾丸实际上是通过3根动脉（精索、提睾肌和输精管动脉）获得血液供应的。精索动脉是睾丸血液供应的主要血管。它起始于腹主动脉，位于肾动脉下方，并于腹膜后穿行，经过腹股沟管，参与组成精索。当到达睾丸后，它沿着睾丸表面行进，随后进入睾丸上极后部的白膜，向下延伸至下极，然后沿前表面上升。在白膜下，睾丸动脉的多条分支进入睾丸薄壁组织[1-3]。这种独特的血液供应有几个重要的临床应用。从"体外"回流的温度较低的静脉血液环绕着动脉血液，并像散热器一样冷却进入睾丸的温度较高的动脉血液。另外，请注意，如果是在睾丸中心而不是在外周进行活检，那将很容易损伤并梗塞睾丸的动脉。

  睾丸的静脉和动脉解剖非常重要，因为精索静脉曲张在男性不育症中的作用颇具争议，而且TESE有影响睾丸血供的风险（图5.1，图5.2）。从睾丸发出的静脉形成了一个相互连通的密集网络，称为蔓状静脉丛，其从阴囊延伸进入精索。供应睾丸的动脉穿过此静脉丛，到达睾丸。因此，离开睾丸的阴囊静脉血（33℃）通过逆流热交换机制冷却了来自腹部的动脉血。穿过腹股沟管后，静脉丛分散汇集成静脉血管，并伴随睾丸动脉走行。右睾丸静脉汇入下腔静脉，而左睾丸静脉通常汇入左肾静脉。左精索静脉曲张在直立行走的人类中如此常见的原因是，左精索静脉汇入左肾静脉而不是腔静脉，导致左肾静脉和左精索静脉交界处的瓣膜缺陷。泌尿外科医师经常试图剖开生精小管以获取精子，却对睾丸动脉的解剖结构不甚了解（图5.1）。对睾丸深处的分离会破坏进入小叶的细小末端动脉。

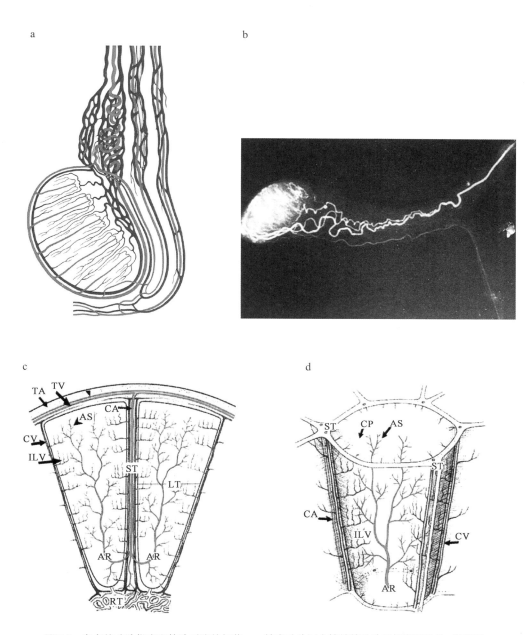

图5.1 睾丸的动脉供应和静脉引流的细节。a. 精索动脉汇合输精管动脉和提睾肌动脉，环绕睾丸表面，然后向下潜入纵隔，将末端动脉送回小叶；b. 这是一张非常清晰的睾丸动脉造影图，显示了供应睾丸的非常细小的精索动脉和回流血液的粗大精索静脉；c. 详细描述睾丸如何获得血供，以及其动脉如何首先向下扩散，然后转向以供应整个小叶；d. 在3D模式下，可以看到TESE在睾丸表面的切口是安全的，但是深切入小叶却是破坏性的

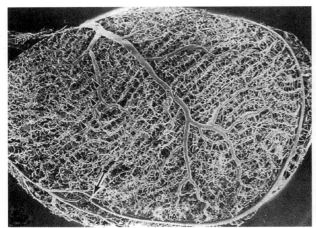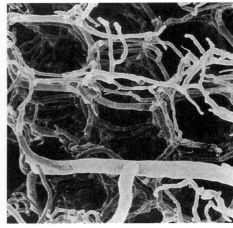

图5.2 睾丸-睾丸内血管大体视图

（马逸 陈向锋 译,彭靖 审校）

参考文献

[1] Cunningham DJ, Brash JC, Jamieson EB (1935) Cunningham's manual of practical anatomy, 9th edn. H. Milford, London, New York

[2] Gray H, Goss CM (1948) Anatomy of the human body, 25th edn. Lea & Febiger, Philadelphia

[3] Sobotta J, Figge FHJ, Hild WJ, Becher H (1974) Atlas of human anatomy, 9th edn. Hafner Press, New York

6 | 睾丸的组织学与精子发生

人类的精子发生,从圆形精子细胞发育成熟为具有尾巴的长形精子,可分为六个阶段(图6.1~图6.4)。在精子发生周期的每个阶段中,精原细胞和精母细胞都有六种不同的细胞组合。在小鼠、大鼠及大多数动物中,这些阶段就像一个个波浪一样依次沿着生精小管传递,在生精小管的任何部位、任何时点,都只能看到其中一个阶段,这就意味着,即便精子的发生是正常的,但仍然会有可能看不到精子或长形精子细胞,而且在任何一个部位都只能看到一个阶段[1-10]。然而,在人类的生精小管中却没有这样明显的变化,精子发生的不同阶段或所有阶段的细胞组合很可能位于活检生精小管的任何位置(图6.5,图6.6)。在人类生精小管的任何位置,都不必在其中寻找一种特定的"波浪"来发现精子。这种人类精子形成阶段的无序分布对TESE非常重要,详见本书第二部分。

在生精小管最易见的细胞是精原细胞、粗线期细胞、精母细胞和长形精子细胞[11-13]。精原细胞是早期精子前体,它位于生精小管外周的内侧,经过精子发生的不同阶段,最终产生精子并释放至生精小管的中央。因此,精子发生是从生精小管的外周内侧向中央进行的。精子发生过程中各个阶段的细胞都镶嵌于变形虫样的支持细胞内,其滋养着精原细胞、精母细胞和成熟精子(图1.1,图6.5B和图6.7a)。这些变形虫样的支持细胞等同于卵巢的颗粒细胞。与女性不同,男性精原干细胞(SSC)产生精原细胞并自我复制,而女性在最初的胎儿卵巢和卵原细胞发育后没有新的卵母细胞产生。

人类精原细胞的组织学不如小鼠研究得那么深入、清楚。在小鼠中,有"成对"的精原细胞(即精子的祖细胞)和"成直线排列"的精原细胞,它们都不进行自我复制,只产生精子(图6.7b)。SSC仅停留在基底膜上,并产生精原细胞[14]。

SSC产生"祖细胞",然后分化为精原细胞。SSC不断地自我更新,但细胞分裂的速度要慢得多。化疗常使得亮型精原细胞被破坏,在化疗后,幸存的暗型精原细胞可以产生亮型精原细胞,从而恢复精子发生。在人类,我们所能看到的是暗型精原细胞和亮型精原细胞,亮型精原细胞产生精子,而暗型精原细胞则进行自我复制。SSC位于暗型精原细胞群中。

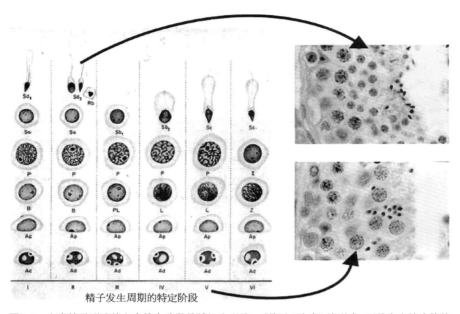

图6.1　人类精子形成的六个特定阶段是随机出现的,不是以"波浪"的形式,而是在生精小管的每一处都混合存在。上图可见阶段Ⅱ和阶段Ⅴ混合存在。只有在阶段Ⅲ和阶段Ⅳ中看不到具有尾巴的长形精子细胞。但就像其他物种一样,看不到这些阶段彼此孤立

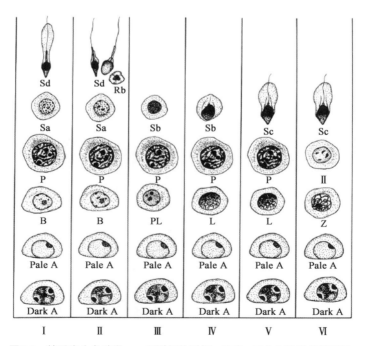

图6.2　精子发生各阶段——更详细的图解。注意:这六个阶段是基于细胞组合,它们总是一起出现,并描述了从精原细胞到精母细胞,再到消失的次级精母细胞、圆形精子细胞,最后到成熟单倍体精子的整个过程

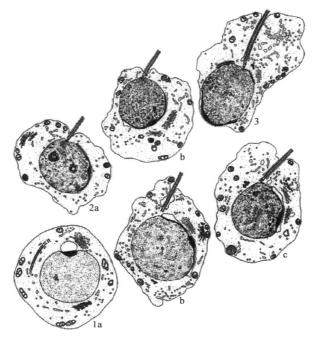

图6.3 第二次减数分裂后精子发生阶段的图示。在尾部形成之前,圆形精子细胞总能通过明显的顶体囊泡被识别。随着顶体泡退化,精子尾巴开始形成

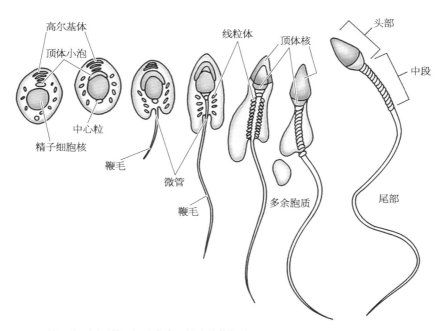

图6.4 另一种从圆形精子细胞发育成熟为单倍体精子的模式图。注意:在人类不存在圆形精子细胞阻滞这种情况。所以,当在TESE中没有发现成熟精子时,再寻找圆形精子细胞是没有意义的。人类精子发生成熟阻滞时总是处于精母细胞(4N)水平

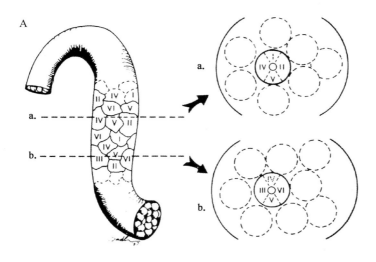

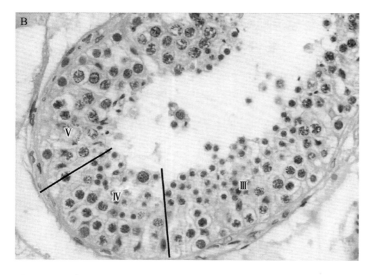

图6.5   A. 人类精子的发生不是一种有序的 "波浪式" 进程，而是在每一个生精小管横截面上以混合的方式出现；B. 正常精子发生的生精小管横截面，在一个区域显示了三个不同发育阶段的细胞

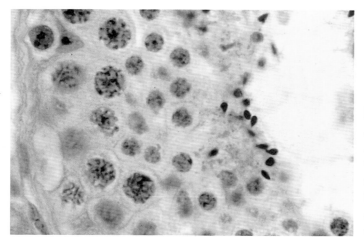

图6.6   正常的精子发生——这里显示阶段Ⅰ和Ⅱ，可以看到最成熟的、致密细胞核的精子细胞，在TESE时看起来像有尾巴的精子。在正常精子发生的组织学切片中很难看见精子尾巴，这是因为这些组织学切片只有5 μm厚。所以，会看到精子头，但通常看不到非常细的尾巴。但是，TESE时在霍夫曼光学显微镜下当然会很容易地看到精子尾巴

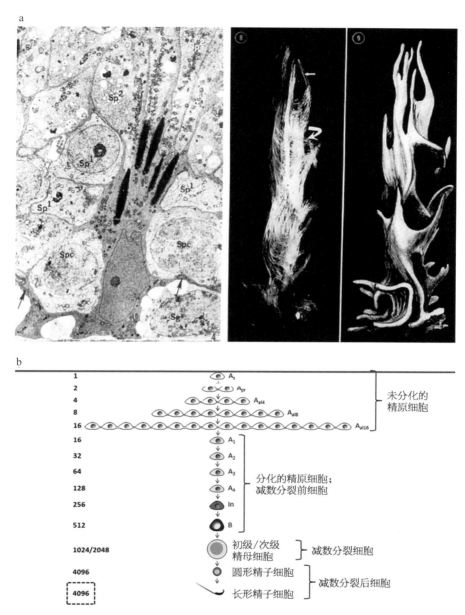

图6.7　a. 睾丸——支持细胞难以捉摸的变形特征；b. 精子发生。理论上，一个A型精原细胞经分化分裂后可产生4 096个精子。但由于细胞凋亡，实际数字会低于理论值。左列中的值是指在同一水平的特定生殖细胞类型的数目

　　SSC可以产生精原细胞，但同时也产生更多的干细胞。SSC的缓慢分裂有助于最小化精子发生过程中突变的发生率。尽管如此，由于有足够多连续有丝分裂的SSC，且精原祖细胞的分裂速度加快，仍然可导致精子每年产生2个新的突变，而当男性到达45岁的时候，可能出现60个新的突变，到达65岁的时候，甚至会出现多达100个新的突变。而卵子不会出现这样的情况。

在女性，卵原细胞在胎儿早期减数分裂停止后，就不出现进一步的有丝分裂了。因此，年龄较大的男性比年轻男性发生更多的精子突变，相较于女性发生率也更高。

人类睾丸中精子发生有六个特定阶段（图6.1，图6.2），这六个阶段各持续16天。发育中的精子前体至少要穿过四个细胞层。因此，形成成熟精子的整个时长至少为64天或更长。整个周期显然会更长，但具体的时长仍不确定。对于停止服用睾酮补充剂的患者，或行输精管复通术和输精管-附睾管吻合术的患者，以及开始使用促性腺激素治疗的低促性腺素性功能减退症患者，甚至在停止化疗之后的肿瘤患者来说，测定恢复正常精子发生的时间是很重要的。

所有精原细胞均为有丝分裂，但速度不同。Ad型精原细胞增殖数目最少，少数可能是自我更新的精原干细胞。Ap型精原细胞形成增殖数目最多的B型精原细胞。SSC是能自我更新并产生B型精原祖细胞和B型精原细胞的精原干细胞，B型精原细胞进入减数分裂并产生精母细胞，最终完成减数分裂产生精子。SSC当然会产生精原祖细胞，但其独特之处在于能够自我更新，并产生新的精原干细胞。精原祖细胞以最快的速度分裂，不能自我更新，并最终在增殖后分化为精子。放疗或化疗后，Ap型精原细胞被耗尽，精子发生能否恢复，此时便取决于暗型精原细胞或者SSC的缓慢分裂。

精原祖细胞是精原干细胞与分化的B型精原细胞之间的过渡型。A型精原细胞（祖细胞）实际上从未产生精母细胞或精子，它们只自我增殖或产生B型精原细胞，B型精原细胞分化成精母细胞和精子。所有Ap型精原细胞，尽管会进行自我复制，但最终都会变成精子。

重要的是，SSC是与A型祖细胞或B型精原细胞不同的细胞，因为SSC的分裂非常缓慢。精原细胞在快速分裂过程中发生的突变不是累积性的，只有SSC中的突变在男性的一生中是累积的。因此，尽管在人类精子及卵子发生过程中，绝大多数突变仍然发生在睾丸而不是卵巢，但SSC较慢的有丝分裂速度还是在一定程度上降低了突变发生率。

在精子发生过程中，这种突变的产生有一个有趣的哲学分支：精子的问题在于它在细胞周期复制过程中不断出错，卵母细胞的问题是年龄，因为它避免了复制产生的突变。因此，卵母细胞在遗传上稳定了物种，而精子通过不断获得的突变使得人类进化成为可能。这两种对立的机制必须相互平衡。随着年龄的增长，男性仍然具有生育能力，但这威胁着物种的遗传稳定性，而女性随着年龄的增长会丧失生育能力，但在遗传上却稳定了物种。

要完全理解精子发生需要对减数分裂有充分的了解，本节末尾将详细介绍。

简单地说，直到精母细胞阶段，减数分裂才开始，同源染色体才排列整齐（图6.8）。在组织学检查中，精母细胞染色质的浓缩特性能够很容易被观察到。这些同源染色体都经历了复制，但是染色体还没有完全分裂，仍然由着丝粒保持在一起，着丝粒还没有分裂。因此，在此精母细胞阶段，细胞的DNA含量是正常的2倍（4N）。

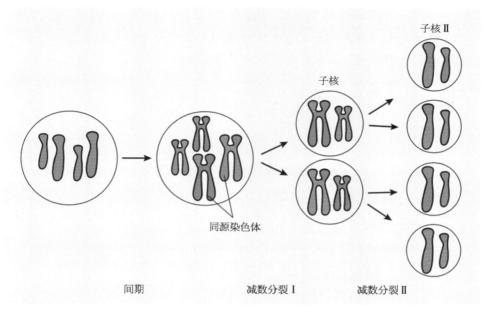

子核Ⅱ

子核

同源染色体

间期　　　　　　　　减数分裂Ⅰ　　　　　　　减数分裂Ⅱ

图6.8　精子发生过程中的减数分裂

　　紧接着,这些"相似的"染色体彼此分离,形成出现时间非常短暂的次级精母细胞 (2N)。在此阶段,染色单体迅速分离,形成单倍体圆形精子细胞(1N),然后伸长、浓缩,并 变形形成一条尾巴,成为成熟的精子(图1.9c,图6.1和图6.4)[15]。一旦形成了单倍体的圆 形精子细胞,其通常会形成尾巴并伸长,染色质高度浓缩变成精子头部。这种圆形精子细 胞尽管没有完全形成精子,但如果将其注入卵细胞,也能正常受精。圆形精子细胞可通过 顶体囊泡的存在来鉴别,但并不是所有圆形精子细胞都可见顶体囊泡。

　　精原细胞产生精母细胞,精母细胞通过减数分裂形成精子细胞和成熟精子。直到精母 细胞阶段,减数分裂才开始,此时同源染色体才排列在一起。在组织学检查时,代表精母细 胞发育的这些致密染色质很容易能够被观察到(图6.1,图6.5B和图6.6)。这些"相似的" 染色体均经历了有丝分裂的开始,但是染色体还没有完全分裂,仍然由着丝粒连接在一起, 着丝粒还没有分裂。因此,在此精母细胞阶段,细胞为四倍体,而不是二倍体或单倍体。紧 接着,这些"相似的"染色体彼此分离,形成出现时间非常短暂的次级精母细胞(2N)。随 后,染色单体迅速分离,完成减数分裂的早期有丝分裂阶段,形成单倍体圆形精子细胞,然 后伸长、浓缩,并形成一条尾巴,变成成熟的精子。在人类,没有成熟精子的情况下,发现一 个圆形的精子细胞是不常见的。其成熟阻滞最常见于精母细胞阶段,了解这一点对于临床 非常重要。然而,偶尔(4%)也会阻滞于圆形精子细胞阶段。

　　当我们首次将睾丸取精术(TESE)引入到非梗阻性无精子症患者的治疗时,许多IVF 中心对精子细胞有一些困惑。在IVF实验室的霍夫曼光学显微镜下,支持细胞核(有一个 明显的核仁)会被错误地认为是带有顶体囊泡的圆形精子细胞(见第2章)。然而,在大多数情况下，如果睾丸中有圆形精子细胞，也会有正常的精子。这是因为在人类非梗阻性无精子症病例中，圆形精子细胞阶段的发育阻滞相当罕见（图6.3和图6.4）。人类精子成熟阻滞通常发生在精母细胞阶段，偶尔会在圆形精子细胞阶段。

（徐院花　陆金春　译，董治龙　审校）

参考文献

[1] Clermont Y, Morgentaler H (1955) Quantitative study of spermatogenesis in the hypophysectomized rat. Endocrinology 57: 369−382

[2] Clermont Y (1962) Quantitative analysis of spermatogenesis of the rat: a revised model for the renewal of spermatogonia. Am J Anat 111: 111−129

[3] Heller CG, Clermont Y (1963) Spermatogenesis in man: an estimate of its duration. Science 140: 184−186

[4] Clermont Y (1966) Spermatogenesis in man. A study of the spermatogonial population. Fertil Steril 17: 705−721

[5] Kula K, Rodriguez-Rigau LJ, Steinberger E (1983) Synthesis of testosterone and 5 alpha-reduced androgens during initiation of spermatogenesis in the rat. Andrologia 15: 627−634

[6] Zukerman Z, Rodriguez-Rigau LJ, Weiss DB, Chowdhury AK, Smith KD, Steinberger E (1978) Quantitative analysis of the seminiferous epithelium in human testicular biopsies, and the relation of spermatogenesis to sperm density. Fertil Steril 30: 448−455

[7] Steinberger A (1975) In vitro techniques for the study of spermatogenesis. Methods Enzymol 39: 283−296

[8] Chowdhury AK, Steinberger E (1975) Effect of 5alpha reduced androgens on sex accessory organs, initiation and maintenance of spermatogenesis in the rat. Biol Reprod 12: 609−617

[9] Steinberger E, Root A, Ficher M, Smith KD (1973) The role of androgens in the initiation of spermatogenesis in man. J Clin Endocrinol Metab 37: 746−751

[10] Steinberger E (1971) Hormonal control of mammalian spermatogenesis. Physiol Rev 51: 1−22

[11] Runge R (1983) Journal of Andrology 4(1): 108

[12] Russell L (1983) Atlas of human spermatogenesis. AF Holstein and EC Roosen-Runge. J Androl 4(1): 108

[13] Campbell MF, Walsh PC, Retik AB (2002) Campbell's urology, 8th edn. Saunders, Philadelphia

[14] De Rooij DG (2017) The nature and dynamics of spermatogonial stem cells. Development 144: 3022−3030

[15] Tanaka A, Nagayoshi M, Takemoto Y, et al (2015) Fourteen babies born after round spermatid injection into human oocytes. Proc Natl Acad Sci USA 112: 14629−14634

7 精子生成的激素调控

下丘脑、垂体和睾丸组成了一个完整的负反馈系统，担负着调控雄激素的分泌和维持正常生精的作用。睾丸需要垂体促性腺激素——黄体生成素（LH）和卵泡刺激素（FSH）的刺激，而这两种激素是由垂体接受下丘脑促性腺激素释放激素（GnRH）脉冲式分泌刺激而产生的[1,2]。GnRH与神经垂体有直接的联系，因此可以通过一种直接的顶浆分泌效应来刺激FSH和LH的释放。这种方式是主动的，不参与反馈循环。

FSH只参与部分精子发生，如果没有LH的作用，精子发生会严重受阻。LH刺激睾丸间质细胞分泌睾酮，睾酮刺激精子生成和男性化（与双氢睾酮一起），对垂体产生负反馈的同时，也抑制FSH和LH的分泌[3-6]。因此，为健美和竞技运动而服用睾酮来增加肌肉量的男性，由于这种负反馈的存在，而没有精子生成。FSH刺激睾丸支持细胞帮助精子发生和分泌抑制素B，抑制素B也可以负性抑制FSH分泌。

需要注意的是，单独FSH刺激只能使睾丸产生非常少的低质量精子。FSH仅仅是启动精子发生所必需的。LH对精子的数量和质量都有关键作用。睾酮可同时抑制LH和FSH，因此可以使精子发生停止。但是单一FSH或单一LH都不足以保持生育能力。

睾丸由生精小管和位于小管之间间质内的间质细胞组成。含有生精细胞的生精小管，内衬一层支持细胞，覆盖在固有层上。支持细胞有变形虫样的特点，通过包裹精母细胞和精子细胞来支持它们的发育（图6.6，图6.7）。固有层由被管周细胞（成纤维细胞）覆盖的基底膜组成。间质腔隙内的主要成分是间质细胞。精原干细胞位于生精小管的基底膜上。当尝试培养精原干细胞时一定要知道这一点。

通过TESE操作获得精原干细胞，这与临床上尝试寻找精子是不同的。在TESE手术找精子时分离后的实体组织被抛弃了。但那种"实体"组织中就存在精原干细胞。也就是说它们位于生精小管的基底膜上。

间质腔隙内的睾丸间质细胞产生睾酮。睾酮通过芳香化酶转化为雌二醇（或者通过5α还原酶转化为双氢睾酮）。卵巢是女性雌激素产生的永恒途径。在男性，雌激素确实是在睾丸内合成，但是产量显然远比卵巢低得多。雌激素来源于睾酮（通过芳香化酶转化为雌激素)。因此,著者经常喜欢幽默地说,卵巢仅仅是睾丸的一种高级形式,因为卵巢也有芳香化酶,将睾酮转换为雌激素。事实上,没有睾酮就不会有雌激素的产生。

支持细胞环形分布在基底膜上,其顶端朝向生精小管的管腔[7]。它是一种变形虫样细胞,吞噬和滋养生精小管的精原细胞。在6周的胎儿中,支持细胞保护原始生殖细胞(PGC)免受维甲酸(retinoic acid, RA)的侵害,使它们不像胎儿卵巢中的生殖细胞那样进入减数分裂。

精母细胞和精子细胞首先出现在青春期,由支持细胞支持和滋养。精原细胞以外的精子发生直到青春期垂体释放FSH和LH才开始。包括精原细胞分化和减数分裂起始的减数分裂前期转化都由来自支持细胞(体细胞)的RA调节。一旦生殖细胞进入减数分裂,粗线期精母细胞产生RA来调节两个减数分裂后期转化(精子细胞伸长与精子释放)。减数分裂粗线期精母细胞和体细胞(支持细胞)联合产生RA并调节精子发生。支持细胞支持精子发生,给生殖细胞提供营养,将成熟精子释放进入生精小管(图1.1,图1.2,图1.10,图6.6)。

(彭靖 译,陈向锋 审校)

参考文献

[1] Knobil E, Neill JD (1994) The Physiology of reproduction, 2nd edn. Raven Press, New York

[2] Knobil E, Neill JD (1998) Encyclopedia of reproduction. Academic Press, San Diego

[3] Steinberger A (1975) In vitro techniques for the study of spermatogenesis. Methods Enzymol 39: 283−296

[4] Chowdhury AK, Steinberger E (1975) Effect of 5alpha reduced androgens on sex accessory organs, initiation and maintenance of spermatogenesis in the rat. Biol Reprod 12: 609−617

[5] Steinberger E, Root A, Ficher M, Smith KD (1973) The role of androgens in the initiation of spermatogenesis in man. J Clin Endocrinol Metab 37: 746−751

[6] Steinberger E (1971) Hormonal control of mammalian spermatogenesis. Physiol Rev 51: 1−22

[7] Russell L (1983) Atlas of human spermatogenesis. AF Holstein and EC Roosen-Runge. J Androl 4(1): 108

延伸阅读

Endo T, Freinkman E, de Rooij DG, Pafe DC (2017) Periodic production of retinoic acid by meiotic and somatic cells coordinates four transitions in mouse spermatogenesis. Proc Natl Acad Sci USA 114: E10132−E10141

8 减数分裂

男性的减数分裂是由青春期FSH和LH的分泌启动的，这可能会令人困惑，在此进行简单解释（图6.8，图8.1）。首先，每一条染色体开始进行有丝分裂，但由于两条分开的染色体仍被没有分裂的着丝粒连接在一起，所以有丝分裂并没有完成。被着丝粒连接的两条染色体称为染色单体。此时，DNA含量增加一倍，但是染色体数目保持不变。因此，减数分裂总是始于没有完成的有丝分裂，分开的染色体仍由它们的着丝粒连接在一起，这些细胞为初级精母细胞。它们逐渐显示出减数分裂Ⅰ期不同阶段细胞核的变化特征，即细线期、偶线期、粗线期和双线期（图8.1）。在减数分裂Ⅰ期期间，在不完全有丝分裂发生后，同源染色体以有组织的方式相互配对，并在最初部分分裂后进行重组。但由于着丝粒没有分离，减数分裂Ⅰ期的有丝分裂并未完成，那么所有四条"染色单体"会重新组合，这就代表着精母细胞总是从细线期到偶线期再到粗线期。粗线期过后，同源染色体彼此分离，形成次级精母细胞，但姐妹染色单体还没有分离。次级精母细胞的存在非常短暂，因为姐妹染色单体会立即分开（从而完成最初的有丝分裂过程），这就是形成精母细胞和精子的两次减数分裂。

减数分裂的"目的"，或者说是功能，不仅仅是像生物学课程中所教的那样使基因多样化。很明显，通过同源重组，可以修复生殖细胞中随着年龄增长而出现的DNA缺陷，而这是很有必要的。事实上，生殖细胞的全部功能就是抗衰老和传递DNA信息。这将在本书的最后一节进行更深入的讨论。

与女性不同的是，男性分泌的FSH与LH会以连续的、非周期的方式共同并持续地控制减数分裂过程。LH和FSH是由α和β多肽链（A和B亚基）组成的糖蛋白。LH和FSH一旦合成就储存在垂体的颗粒中。

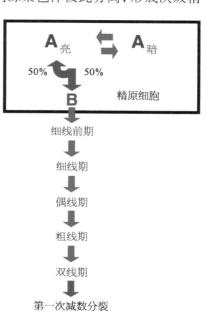

图8.1 精子发生过程中的减数分裂

GnRH诱导垂体发生颗粒胞吐作用,释放LH和FSH进入血液循环。LH主要影响睾丸间质细胞的功能,刺激类固醇激素主要是睾酮的合成。支持细胞上有FSH和睾酮受体。因此,可以认为FSH和LH都作用于精子发生的始动环节,并且是维持正常精子发生所必需的。睾丸中的雄激素,而不是血液循环中的雄激素,对正常精子发生至关重要。另外,FSH与支持细胞上的FSH受体结合并启动信号传导,最终导致抑制素B的合成,其为睾丸支持细胞活性的标志物。同时,抑制素B和睾酮也可以负反馈调节垂体FSH的分泌。

正常精子发生过程中的这种双重激素依赖性可以在低促性腺素性功能减退症男性及"可育的类无睾症"患者中得到体现。对低促性腺素性功能减退症的男性患者,单独给予HCG,可以在减数分裂Ⅰ期完成同源染色体分离之前,将精子发生恢复到粗线期精母细胞阶段。然而,FSH对减数分裂Ⅰ期的完成和连续的精子发生是必需的。另外,对类无睾症患者单独给予FSH,可以有少量精子发生和低质量精子出现。这类患者要有正常的精子发生,LH必不可少。因此,FSH和LH对正常的精子发生至关重要。

(王婧 陆金春 译,董治龙 审校)

第二部分

男性不育的评估和治疗

关于男性不育的原因和治疗方法已有多年争论。在过去的40年中,许多方法被人们强烈建议用于男性不育的治疗,如克罗米芬、睾酮、人绝经期促性腺激素(hMG)、人绒毛膜促性腺激素、皮质类固醇(用于精子抗体)、湿冷的运动护裆、维生素,甚至是最近在市场上流行的营养补品,但没有任何证据证明它们的有效性[1]。甚至精索静脉曲张手术也被严重质疑[2-6]。显而易见的是,人类大多数生精缺陷实际上是遗传的,无法通过任何疗法加以改善[7-10]。此外,卵细胞质内单精子注射(ICSI)作为一种针对所有男性不育患者的有效疗法,其发展引发了对男性不育诊疗方法的重新评估和批判性分析[11]。最后,就连男性不育症的定义也可能是非常模糊的,因为我们知道,即使精子数量很少的男性也可以成功地使一个非常年轻的育龄期妇女怀孕[12]。在本章中,我将揭开有关男性不育及其治疗方法的许多谜底,并详细说明什么是有效的,什么是无效的。

参考文献

[1] Devroey P, Vandervorst M, Nagy P, et al (1998) Do we treat the male or his gamete? Hum Reprod 13(Suppl 1): 178−185

[2] Nieschlag E, Hertle L, Fischedick A, et al (1998) Update on treatment of varicocele: counseling as effective as occlusion of the vena spermatica. Hum Reprod 13: 2147−2150

[3] Nieschlag E, Hertle L, Fischedick A, et al (1995) Treatment of varicocele: counseling as effective as occlusion of the vena spermatica. Hum Reprod 10: 347−353

[4] Baker HWG, Burger HG, deKretser DM, et al (1985) Testicular vein ligation and fertility in men with varicoceles. Br Med J 291: 1678−1680

[5] Rodriguez-Ragui LJ, Smith KD, Steinberger E (1978) Relationship of varicocele to sperm output and fertility of male partners in infertile couples. J Urol 120: 691−694

[6] Silber SJ (2001) The varicocele dilemma. Hum Reprod Update 7: 70−77

[7] Silber SJ, Nagy Z, Liu J, et al (1995) The use of epididymal and testicular spermatozoa for intracytoplasmic sperm injection: The genetic implications for male infertility. Hum Reprod 10: 2031−2043

[8] Reijo R, Lee T, Salo P, et al (1995) Diverse spermatogenic defects in humans caused by Y chromosome deletions encompassing a novel RNA-binding protein gene. Nat Genet 10: 383−393

[9] Silber SJ, Alagappan R, Brown LG, et al (1998) Y chromosome deletions in azoospermic and severely oligozoospermic men undergoing intracytoplasmic sperm injection after testicular sperm extraction. Hum Reprod 13: 3332−3337

[10] Page DC, Silber S, Brown LG (1999) Men with infertility caused by AZFc deletion can produce sons by intracytoplasmic sperm injection, but are likely to transmit the deletion and infertility. Hum Reprod 14: 1722−1726

[11] Van Steirteghem AC, Nagy Z, Joris H, et al (1993) High fertilization and implantation rates after intracytoplasmic sperm injection. Hum Reprod 8: 1061−1066

[12] Sokol RZ, Sparkes R (1987) Demonstrated paternity in spite of oligospermia. Fertil Steril 47(2): 356−358

9 男性生育力评估

对男性生育力进行评价时，首要的检测还是精液分析（精子计数）。然而，精液分析结果差或者精子数目低的男性未必就不能自然生育，而正常的精子数目也不一定代表男方的精子就能使女方的卵子受精。我们常常发现精子数目极低的男性并不一定难以让妻子怀孕，而在接受体外受精（in vitro fertilization, IVF）治疗的患者中有一小部分，即使他们的精液分析结果完全正常，也无法正常受精[1-3]。往往很多表面上看上去是"男方因素"的问题，实际上可能是因为"女方因素"或"未知因素"。

事实上，男性正常生育需要多少精子量，需要多好质量的精子，这根本不是一个简单的问题。40年前，人们认为男性精子数量低于4 000万/mL意味着不育，泌尿外科医生会预测这些夫妇难以正常怀孕。但当患者妻子真的怀孕时，这个令人愉悦的结果往往归因于对这些"不育男性"实施的治疗（实际无效）。

世界卫生组织（World Health Organization, WHO）1992年发布了精液分析的"正常值"，承认了精子数目低与正常生育并不矛盾，这些正常值中包括每次射出的精子浓度需要超过2 000万/mL，精子总数达到4 000万个，前向活动精子百分率达50%，正常形态精子百分率达30%[4]。然而，即使这个新的标准比原来的正常参考值低，也同样受到质疑，因为它存在严重的误导性，仍然暗示男性生育力存在着固定的参考值/临界值，高于这些值的男性可以生育，反之则不育[1,4,5]。当一对夫妇在一段时间内（如1年或2年）无法怀孕时，众所周知这对夫妇是不育的。关键问题是，男方精子数目的"少"或"异常"会在多大程度上导致（还是不影响）这对夫妇不育呢？

9.1 如何理解精液分析

精子数目与生育力的相关性报道最早出现在1951年MacLeod和Gold的经典论文中。作者研究了1 000例"可育"的和1 000例"不育"的夫妇（表9.1）[6]。他们的研究结果表明，在可育夫妇中，绝大多数男性的精子数量$> 40 \times 10^6$/mL，只有17%的精子数量$< 40 \times 10^6$/mL，而

只有5%的生育男性精子数量＜20×10^6/mL。这种分布表明正常精子数目应该＞40×10^6/mL，这是几十年来一贯的假设。

表9.1　**1 000例可育男性和1 000例不育男性中精子数量的频率分布**[6]

精子数（10^6/mL）	可育男性（%）	不育男性（%）
＜20	5	16
20～39	12	13
40～59	12	11
＞60	71	60

Rehan等在1975年报道的结果与MacLeod和Gold的报道类似[7]。他们研究了1 300例可育男性，所得出的百分比与MacLeod和Gold报道的非常相似，只有7%的可育男性精子数量＜20×10^6/mL。83%的可育男性精子活力为3级和4级，但还有一部分没有被充分强调的是，剩余17%的可育男性精子活力十分差，只有1级和2级。类似地，86%的可育男性活动精子百分率＞40%。但是其余14%的男性活动精子百分率并没有达到40%，更有4%的可育男性活动百分率低于20%。这些早期研究都没有提出一种可能性，就是低精子浓度可能与高精子浓度一样，位于正态分布曲线的两端，其实对男性的生育力都没有影响。

David等在1979年统计了3 000例不育男性的精子数量，但是其对照组并不对称，只纳入了190例可育男性（表 9.2）[8]。这些作者报道的可育和不育男性精子数量的频率分布如表9.2所示，结果都与1951年MacLeod和Gold的结果类似。因此，之前的推断仍然有很强的说服力，即精子浓度超过40×10^6/mL表明该男性的生育潜能更大。精子浓度实际上可能与男性生育力并没有紧密联系的这个说法直到1974年才被第一次提出。Nelson 和 Bunge研究了386例可育男性发现，低精子浓度也有可能生育，精子浓度低于20×10^6/mL或低于40×10^6/mL并不能把不育视为"男性因素"[9]。1977年，Zukerman等分析了几千例在输精管结扎前进行过精液分析的可育男性[3,10]。其中23%的可育男性精子浓度小于20×10^6/mL，并且只有40%的可育男性精子浓度大于 60×10^6/mL。

表9.2　**190例可育男性和2 889例不育男性中精子数量的频率分布**[8]

精子数（10^6/mL）	可育男性（%）	不育男性（%）
＜20	6.9	28
20～39	9.5	16.4
40～59	14.7	13.6
＞60	69	41.3

笔者回顾性地比较了接受输精管吻合术后能让妻子成功怀孕的男性和不能让妻子怀孕的男性，分析了两组的精子总数与活力（表9.3）。两组男性每次射精的精子总数、活动精子百分率及活动精子总数都十分接近[11,12]。有12%的输精管吻合成功且让妻子成功怀孕的男性每次射精中的活动精子总数低于10×10^6/mL。事实上，Jouannet等大规模地比较了不育夫妇的各种精子参数与自然妊娠率，得出的结论与笔者对接受输精管吻合术患者的长期随访结果相似，即当精子总数大于5×10^6/mL时，妊娠率与精子数并没有显著的相关性[13]。

表9.3 接受输精管吻合术后妻子怀孕成功或失败的男性活动精子总数和妊娠率的频率分布[11,12]

每次射精活动精子总数（10^6/mL）	总患者数（频率分布）	未怀孕（频率分布）	妊娠率
0～10	32（12%）	25（11%）	78%
10～20	31（12%）	27（12%）	87%
20～40	32（12%）	30（13%）	94%
40～80	79（31%）	68（30%）	86%
＞80	84（33%）	78（34%）	93%
合 计	258（100%）	228（100%）	88%

尽管如此，男方精子数量少和活力低不一定代表任何特定夫妻的不育，但对照研究还是表明，随着不育年限的增加，对于不育夫妇来说，活动精子总数低仍然与自然妊娠率低有关。Schoysman和Gerris在1983年研究了1 327对少精子症夫妇随着试孕时间推移的自然妊娠率（表9.4）[14]。当男方活动精子总数低于1×10^6/mL（甚至低至100 000/mL）且不对男女和双方进行任何治疗时，5年后仅有4%的夫妇可以自然妊娠，而在12年后，这些夫妇中只有9%的女方成功怀孕。当活动精子数介于$(5～10) \times 10^6$时，5年妊娠率达到22%，而12年妊娠率为34%。当活动精子数介于$(15～20) \times 10^6$时，5年妊娠率提高到69%，而12年妊娠率更是提升至82%。

表9.4 1 327例少精子症男性的妊娠率[14]

活动精子数（10^6/mL）	5年（%）	12年（%）
0.1～1	3.9	8.7
1～5	11.9	26.6
5～10	22.1	34.3
10～15	45.0	58.5
15～20	68.6	82.0

　　Baker等（1986年）将不同程度少精子症的不育夫妇与可生育的对照人群做了比对，通过生命表分析法绘制了妊娠率曲线（图9.1）[15-18]。他们比较了四组夫妇的妊娠率，这四组分别为精子数量＜5×10⁶/mL组、（5～20）×10⁶/mL组、＞20×10⁶/mL但活动精子百分率＜60%组，以及精子数量＞20×10⁶/mL且活动精子百分率达到60%组。通过图形比较了以上四组与另外三组的生命表妊娠率，另外三组分别是供精人工授精组、Vessey报道中停止宫内节育的女性组，以及MacLeod与Gold在1953年报道的自然妊娠夫妇组[16-18]。

　　同样非常显著的是，无论精子活力如何，当精子浓度＜5×10⁶/mL时2年妊娠率仅为26%（图9.1）。当精子浓度达到（5～20）×10⁶/mL时，2年妊娠率提高到42%，当精子浓度＞20×10⁶/mL而活动精子百分率＜60%时，2年妊娠率与精子浓度（5～20）×10⁶/mL组类似。当精子浓度＞20×10⁶/mL而活动精子百分率＞60%时2年妊娠率可以达到63%。这四组的妊娠率与供精人工授精组或中断宫内节育的生育夫妇进行比较时，很明显地可以看出，无论精子数量多高，在生育门诊就诊夫妇的妊娠率都低于正常对照人群。此外，即使男方精子数目极低，有的妻子也可以自然怀孕，但在不育夫妇中，较高的活动精子数确实可以增加自然妊娠的概率。

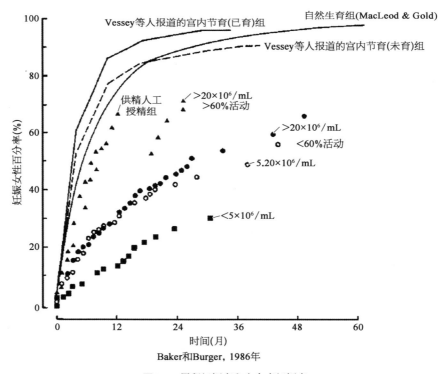

图9.1　累积妊娠率和生命表妊娠率

（引自：Baker HWG, Burger HG. Male infertility in reproductive medicine. In: Steinberger E, Frajese G, Steinberger A, eds. Reproductive Medicine. New York: Raven, 1986, 187-197）

9.2   男性不育与女方因素

影响少精子症夫妇怀孕概率最大的变量不是精子数量,而是女方情况,尤其是其年龄。在ICSI时代到来之前,当对无精子症和严重少精子症夫妇进行供精人工授精时发现,无精子症男性妻子的妊娠率始终高于少精子症患者的妻子[19]。这是因为,即使精子数量很少,只要女方自己生育能力没有降低,许多患有严重少精子症的男性都已使妻子成功自然妊娠[11]。因此,在ICSI时代之前,患有少精子症的夫妇选择供精时,妊娠率会比无精子症夫妇低,因为剩下的这些还没自然妊娠的少精子症患者妻子的生育力更低。正如Schoysman所说:低生育力的女性让低生育力的男性浮出水面[14]。

Hargreave和Elton研究了不同程度少精子症患者的自然妊娠率与他们不育年限的关系[20]。如果先前不育的持续时间仅为1年,那么精子数量极低的男性也可以不进行任何治疗而使他们的妻子妊娠成功(表9.5)。

如果患者之前的不育年限太长,且同时还患有少精子症的话,那他们生育的前景就会很糟。事实上,诊断少精子症夫妇能否怀孕最关键的因素,是女方的年龄和就诊之前不育的年限,这些因素比精子总数重要得多。

表9.5   根据精子浓度和活力及非自愿不育年限预测夫妇生育力的数学模型:
预测来年怀孕可能百分率[20](Hargreave和Elton,1983年)

		不育时限(月)			
	运动精子浓度	12	24	48	96
无精子症精子再现 (运动精子数,×10⁶/mL)	0	0	0	0	0
	0.5	16	12	9	6
	1	25	19	14	9
	2	34	26	19	13
	5	36	28	21	14
	10+	37	28	21	14

在一项关于无精子症患者睾丸取精行ICSI后妊娠率影响因素研究中发现,精子质量与取精部位对妊娠率均无影响。唯一影响种植率和妊娠率的是女方的年龄与卵巢储备[21]。根据Nieshlag的报道,在他对行精索静脉结扎术或推迟诊治咨询的夫妇进行的对照研究中,精索静脉曲张手术和精子数量对妊娠率没有影响,当不育年限统一时,唯一具有重要意义的影响因素是女方的年龄[22,23]。事实上,根据Collins的研究,女方年龄是对夫妇生育力最为重要的决定因素[24]。

在IVF时代,很明显的,精液参数较低或者不正常的夫妇会面临更低的受精率(如68%

vs. 23%）[25]。然而，通过精液分析预测这些精液参数较低的夫妇哪些可以正常受精，哪些受精率降低甚至不受精，仍然不现实。精液参数异常的夫妇会伴随较低的移植率、较少的可用胚胎，以及较低的妊娠率，但是仍然没有确切的办法区分精液参数低的夫妇中哪些可以受精，而哪些不可以受精[26]。

9.3　精子形态

由于普通精液分析无法准确预测男性的生育力，而且明显缺乏一个可以确定不育与否的参考值，导致目前需要许多更为专业的检测来评估精子功能。这些检测中最简便的一个是根据"严格标准"进行的精子形态评估[27]。世界卫生组织多年来一直将正常精子形态百分率的下限定为30%[1]。这个参数并不能十分成功地预测男性生育力（图9.2a、b）[5]。不过，单纯将精子分为正常（椭圆形头）、无定形（不规则头）、锥形和小头的分类标准目前已被"严格标准"代替[27,28]。判断精子形态的"严格标准"分类法更严格地测量了椭圆精子头部的长度与宽度，如果精子头部正好在这个狭窄的范围内（2.5～3.5 μm宽，5～6 μm长），它就是正常的。顶体必须占精子头部40%或更多，对于相对可能不那么重要的中段（1 μm宽，7.5～9 μm长）和精子尾部（长45 mm，未卷曲）的测量结果，也被"严格"应用。根据这些严格的标准，有人认为正常形态精子百分率的下限应该是14%，而不是30%。根据严格标准判断，正常形态精子百分率＜4%的IVF患者只有7.6%的受精率，而正常形态精子百分率介于4%～14%的受精率为64%，正常形态精子百分率＞14%的受精率可以达到91%[29]。但是，这个简单的体系也并非完全一致[28,30]。

通过严格评估精子形态来预测受精的想法在理论上得到了强烈的推崇，但它在实践中并没有很好地发挥作用。定义正常精子的原始标准是基于拥有美感的椭圆形[31,32]。然而，在预测精子受精能力的形态学评估中真正重要的是：① 顶体是否能够与透明带结合并成功穿透透明带；② 异常形态是否与精子头部DNA缺陷有关。评估精子形态的"严格标准"是试图先通过WHO先前建立的度量标准评价精子头部长度和宽度，然后通过精子头部形状和染色特性的细微异常将更多精子从正常类别中排除[33-36]。有研究者怀疑无论是WHO的标准（客观且有度的）还是"严格标准"，它们所用的方法学是一样的，所以这仅仅是更少的精子因为形状和染色的各种细微差别被判为正常的而已[4,29]。

通过"严格标准"评估精子形态预测生育力的理论依据是它对顶体功能的间接指示作用，而这正是精子结合并穿过透明带所必需的。头部形状不正常的精子无法与透明带结合并进入卵子[37-40]。这是形态学的良好理论基础。尽管如此，即使通过"严格标准"评估精子形态，在可生育和不育男性中仍没有发现明确的参考值[28,30]。所以理所当然地，除非遇到真正100%形态异常的患者（这是非常罕见的），严格的形态学检测在精液分析中与其他所有精子参数面临着相同的问题[13]。严格形态学评估的结果肯定与体外受精的受精率相

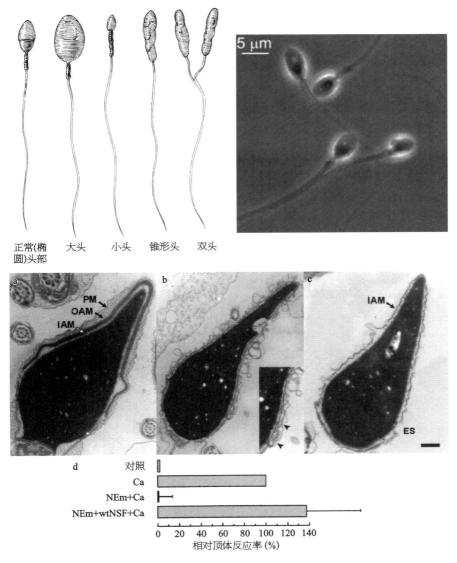

图9.2 精子的正常和异常形态。a. 在800倍放大（IMSI）下，精子形态显示出完美的椭圆形头部和"生长中的"顶体帽；b. 在5 000倍放大的电子显微镜（E/M）下，一个正常的未衰老精子头不存在"精子-DNA碎片"

关，但是形态差的患者也能够受精，而且至少有25%的患者，"严格标准"判定他们的精子是正常的，但是并没有成功受精[37-40]。因此，目前仍然没有一个简单的方法来消除精液分析正常患者罹患不育或者精液分析异常仍能怀孕的可能性。

9.4 透明带结合、精子穿透与体外受精

由于至少25%的患者的受精失败无法解释，Liu 和 Baker 对 IVF 中原因不明"受精失败"

患者的精子进行了广泛的研究,这些患者的精液参数完全正常,包括通过"严格标准"判读的精子形态也是正常的[37-40]。他们注意到:① 异常形态精子无法结合或穿透透明带;② 正常形态精子可以与透明带结合,但是在受精失败的病例中,精子无法穿透透明带。因此,由透明带诱导的精子顶体反应的失败成为了精液参数正常男性受精失败的原因。不通过透明带结合诱导的常规"顶体反应"检测是非生理性的,因此不出所料,它们并没有预测价值[41]。精子使卵子受精这一步是从卵子诱导精子的顶体反应开始,而常规的顶体反应检测与其毫无关系。Liu和Baker的研究似乎消除了精子检测问题中的许多困惑,并为无法解释的受精失败提供了诠释,还阐明了精子形态是否及如何影响生育能力[42]。人类精子必须先与透明带结合来使卵子受精,而且必须通过尚未经历顶体反应的完整正常精子头部来完成。一旦精子头部与透明带结合,透明带就成为精子顶体反应有效的诱导者,顶体反应使得精子有能力穿透透明带。有些形态正常的精子可以结合但是无法穿透透明带,这与透明带诱导顶体反应这个过程中的一些特异性失败有关。因此,对于严格形态学评估而言,与其他精液参数非常相似,它的基本原理是合理的,但是它仍无法确定精子是否能够受精。

9.5　其他各种精子功能测试

为了解决"男性因素"的谜团,目前已经开发出了许多其他的精子功能测试,并且大多数都只是短期内普及,最终还是被弃用。仓鼠卵-精子穿透试验、宫颈黏液精子穿透试验(以及更简单的性交后试验)、计算机辅助精子活力分析、半透明带结合试验和精子DNA碎片检测等都是由于常规精液分析明显不足而发展起来的[43]。这些测试大多数都不受欢迎,因为它们没有提供比标准精液分析(或精子形态评估)更多的有用信息,或者因为它们需要大量的设备和费用,而这些设备和费用的有效性是富有争议且没有定论的。许多此类检测,如精子DNA碎片检测,纯粹是出于检测方对利润的渴望(图9.3)。我们在1975年进行输精管结扎再通时描述的"精子DNA碎片"在当时只是一个奇特的新术语。当精子(寿命十分有限)死亡时,它们的染色质会变质和碎片化。这个过程通过E/M(电子显微镜)可以观察到,也可以被电泳间接检测到。所有精子样本都会有一些不运动的老化精子,也因此会产生"精子DNA碎片"。很有可能是每个男性精液中精子的多样化使得这种测试成为问题,因为大多数非无精子症的不育男性都存在一定的生

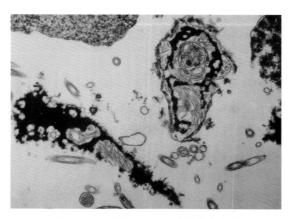

图9.3　梗阻在远端附睾管中的老化精子

育力。IVF和ICSI的发展及传统精液分析在预测受精方面可靠性的缺乏导致了这些更复杂和昂贵的精子功能检测层出不穷。然而，如今大多数临床医生在充分认识到其局限性后，还是都赞成仅使用形态学和运动性评估对患者进行常规精液分析[44-46]。

（王家雄 杨慎敏 译，刘凯峰 审校）

参考文献

[1] Devroey P, Vandervorst M, Nagy P, et al (1998) Do we treat the male or his gamete? Hum Reprod 13(suppl 1): 178−185

[2] Sokol RZ, Sparkes R (1987) Demonstrated paternity in spite of oligospermia. Fertil Steril 47(2): 356−358

[3] Smith KD, Rodriguez-Rigau LJ, Steinberger E (1977) Relation between indices of semen analysis and pregnancy rate in infertile couples. Fertil Steril 28: 1314−1319

[4] World Health Organization (1992) WHO laboratory manual for the examination of human 882 SILBER semen and sperm cervical mucous interaction, 3rd edn. Cambridge University Press, Cambridge, pp 44−45

[5] Barratt CLR, Naeeni M, Clements S, et al (1995) Clinical value of sperm morphology for invivo fertility: comparison between World Health Organization criteria of 1987 and 1992. Hum Reprod 10: 587−593

[6] MacLeod J, Gold RZ (1951) The male factor in fertility and infertility. II. Sperm counts in 1000 men of known fertility and in 1000 cases of infertile marriage. J Urol 66: 436

[7] Rehan N, Sobrero AJ, Fertig JW (1975) The semen of fertile men: statistical analysis of 1300 men. Fertil Steril 26: 492−502

[8] David G, Jonannet P, Martin-Boyce A, et al (1979) Sperm counts in fertile and infertile men. Fertil Steril 31: 453−455

[9] Nelson CM, Bunge RG (1974) Semen analysis: evidence for changing parameters of male fertility potential. Fertil Steril 25: 503−507

[10] Zukerman Z, Rodriguez-Rigau LJ, Smith KD, et al (1977) Frequency distribution of sperm counts in fertile and infertile males. Fertil Steril 28: 1310−1303

[11] Silber SJ (1989) The relationship of abnormal semen parameters to male fertility. Opinion Hum Reprod 4: 947−953

[12] Silber SJ (1989) Pregnancy after vasovasostomy for vasectomy reversal: A study of factors affecting long-term return of fertility in 282 patients followed for 10 years. Hum Reprod 4: 318−322

[13] Jouannet P, Ducot B, Feneux D, et al (1988) Male factors and the likelihood of pregnancy in infertile couples. I. Study of sperm characteristics. Int J Androl 11: 379−394

[14] Schoysman R, Gerris J (1983) Twelve-year follow-up: study of pregnancy rates in 1921 couples with idiopathically impaired male fertility. Acta Eur Fertil 14: 51−55

[15] Baker HWG, Burger HG (1986) Male infertility in reproductive medicine. In: Steinberger E, Frajese G, Steinberger A (eds) Reproductive medicine. Raven, New York, pp 187−197

[16] Kovacs GT, Leeton JF, Matthews CD, et al (1982) The outcome of artificial donor insemination compared to the husband's fertility status. Clin Reprod Fertil 1: 295−299

[17] Vessey M, Doll R, Peto R, et al (1976) A longterm follow-up study of women using different methods of contraception: An interim report. J Biosoc Sci 8: 373−427

[18] MacLeod J, Gold RZ (1953) The male factor in fertility and infertility. VI. Semen quality and other factors in relation to ease of conception. Fertil Steril 4: 10−33

[19] Emperaire JC, Gauzere-Soumireu E, Audebert AJ (1982) Female fertility and donor insemination. Fertil Steril 37: 90−93

[20] Hargreave TB, Elton RA (1983) Is conventional sperm analysis of any use? Br J Urol 55: 774−779

[21] Silber SJ, Nagy Z, Devroey P, et al (1997) The effect of female age and ovarian reserve on pregnancy rate in male infertility: treatment of azoospermia with sperm retrieval and intracytoplasmic sperm injection. Hum Reprod 12: 2693−2700

[22] Nieschlag E, Hertle L, Fischedick A, et al (1998) Update on treatment of varicocele: counseling as effective as occlusion of the vena spermatica. Hum Reprod 13: 2147−2150

[23] Nieschlag E, Hertle L, Fischedick A, et al (1995) Treatment of varicocele: counseling as effective as occlusion of the vena spermatica. Hum Reprod 10: 347−353

[24] Collins JA, Rowe TC (1989) Age of the female partner is a prognostic factor in prolonged unexplained infertility. Fertil Steril 52: 774−779

[25] Tournaye H, Devroey P, Camus M, et al (1992) Comparison of in-vitro fertilization in male and tubal infertility: a 3 year survey.

Hum Reprod 7: 218-222

[26] Talbert LM, Hammond MG, Halme J, et al (1987) Semen parameters and fertilization of human oocytes in vitro. Fertil Steril 48: 270-277

[27] Oehninger S, Kruger T (1995) The diagnosis of male infertility by semen quality: clinical significance of sperm morphology assessment. Hum Reprod 10: 1037-1038

[28] Grow DR, Oehninger S, Seldman HJ, et al (1994) Sperm morphology is diagnosed by strict criteria: probing the impact of teratozoospermia on fertilization rate andpregnancy outcome in a large in vitro fertilization population. Fertil Steril 62: 559-567

[29] Kruger TF, Menkveld R, Stander FSH, et al (1986) Sperm morphologic features as a prognostic factor in in-vitro fertilization. Fertil Steril 46: 1118-1123

[30] Comhair FH, de Kretser DM, Farley TM, et al (1987) Towards more objectivity in diagnosis and management of male infertility. Int J Androl 7: 1-53

[31] Eliasson R (1971) Standards for investigation of human sperm. Andrologia 3: 49-64

[32] Freund M (1966) Standards for the rating of human sperm morphology: a cooperative study. Int J Fertil 11: 97-118

[33] Kruger TF, Acosta AA, Simmons KF, et al (1987) New method of evaluating sperm morphology with predictive value for human in-vitro fertilization. Urology 30: 243-251

[34] Kruger TF, Acosta AA, Simmons KF, et al (1988) Predictive value of abnormal sperm morphology in in-vitro fertilization. Fertil Steril 49: 112-117

[35] Menkveld R, Stander FSH, Kotze TJ, et al (1990) The evaluation of morphology characteristics of human spermatozoa according to stricter criteria. Hum Reprod 5: 586-592

[36] Davis RO, Gravance CG (1993) Consistency of sperm morphology classification criteria. J Androl 15: 88-91

[37] Liu DY, Baker HWG (1992) Morphology in spermatozoa bound to the zona pellucida of human oocytes that failed to fertilize in vitro. J Fertil Reprod 94: 71-84

[38] Liu DY, Baker HWG (1992) Tests of human sperm function and fertilization in vitro. Fertil Steril 58: 465-483

[39] Liu DY, Baker HWG (1992) Sperm nuclear chromatin normality: relationship with sperm morphology, sperm-zona pellucida binding and fertilization rates in vitro. Fertil Steril 58: 1178-1184

[40] Liu DY, Du Plessis YP, Nayudu PL, et al (1988) The use of in vitro fertilization to evaluate putative tests of human sperm function. Fertil Steril 49: 272-277

[41] Liu DY, Baker HWG (1996) A simple method for assessment of the human acrosome reaction of spermatozoa bound to the zona pellucida: lack of relationship with ionophore A23187-induced acrosome reaction. Hum Reprod 11: 551-557

[42] Liu DY, Baker HWG (1994) A new test for the assessment of sperm zona pellucida penetration relationship with results of other sperm tests and fertilization in vitro. Hum Reprod 9: 489-496

[43] Zaneveld LJD, Leyendran RS (1992) Sperm function tests. Infertil Reprod Med Clin North Am 3: 353-371

[44] Vawda AI, Gumby J, Younglai EV (1996) Semen parameters as predictors of in vitro fertilization: the importance of strict criteria sperm morphology. Hum Reprod 11: 1445-1450

[45] ESHRE Andrology Special Interest Group (1996) Consensus workshop on advanced diagnostic andrology techniques. Hum Reprod 11: 1463-1479

[46] Duncan WW, Flaherty S, Glew MJ, et al (1993) Prediction of in-vitro fertilization rates from semen variables. Fertil Steril 59: 1233-1238

10 男性不育症的治疗

10.1 对传统男性不育症治疗的批判

Devroey 认为，随着 ICSI 技术的到来，那些复杂的男科相关的检查变得不再那么重要。对于大多数男性不育症，在 IVF、ICSI 之前，一直基于权威经验治疗，并没有循证支持[1]。对于少精子症、少弱精子症的不育症患者能否通过像抗雌激素药物如克罗米芬和他莫昔芬、雄激素、促性腺激素，或精索静脉曲张手术等治疗手段来改善精液质量，存在质疑[1-10]。有人认为体检只能发现偶发睾丸癌，并不能改善少弱精子症的治疗效果[10]。

这种听着"反男科"的观点引起很多男科医生和泌尿外科医生的反感和愤怒。但是真正想要振兴男科，并不是与这些反对的观点去争论，而是去努力革新，让男科变得更加科学。比如用 IPS 细胞制造精子或者冷冻患有癌症的青春期前男孩的睾丸组织，然后培养这些细胞直到它们存活，但是要同时去除癌细胞，然后把这些剔除癌细胞的标本移植回来。此外，探寻影响精子发生的基因组变异的巨大分子领域也是男科的未来。

例如，在精索静脉曲张切除术中，Baker 等发现接受过精索静脉曲张切除术的夫妇，以及没有接受过精索静脉曲张切除术的夫妇，在 1 年内的受孕率均约为 30%，2 年内的受孕率均约为 45%（图 10.1）。Nieschlag 在对 125 对不孕夫妇进行的精索静脉曲张对照研究中发现，25% 的没有接受精索静脉曲张切除术的精索静脉曲张夫妇在 1 年内怀孕，而同样比例的接受过精索静脉曲张切除术的夫妇也在 1 年内怀孕（图 10.2）。

WHO 发布了一份对 1 例单身男性 120 周测试的精子计数简图（图 10.3），从图中可以看出，这位单身男性的精子计数波动较大，有时可以达到 1.7×10^8/mL，而有时却只有 2×10^6/mL。因此，当在其精子计数最低的时候给予安慰剂，后面精子计数的升高可能会被误认为是给予安慰剂干预引起的。但是如果安慰剂是在其精子计数比较高的时候服用的，可能会认为其后的精子计数下降是安慰剂引起的。因此，如果研究没有严格控制，就不可能评估过去 40 年来普遍提倡的治疗男性不育任何疗法的有效性[2,3,10-12]。

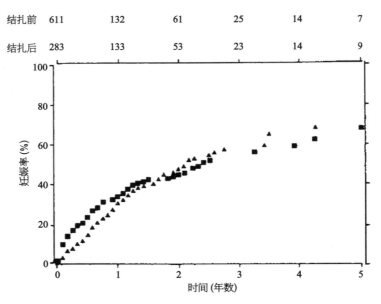

图10.1　结扎前组（方形）和结扎后组（三角）妊娠率的生命表曲线。图的顶部显示了最初的患者数量及每年年底之前随访的患者数量。符号表示生命表发生变化的月份，即发生怀孕的月份。尽管对某些患者进行了超过5年的随访（结扎前组最长为92个月，结扎后组为108个月），但最长的随访至妊娠的时间为60个月。通过对数秩和检验，两条曲线之间没有显著差异

（引自：Baker HWG, Burger HG, de Kretser DM, et al. Testicular vein ligation and fertility in men with varicoceles. Reprinted with permission from Br Med J. 1985, 291: 1678-1680）

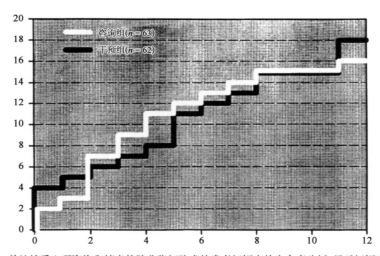

图10.2　单纯接受心理咨询和精索静脉曲张切除术的患者妊娠率的生命表分析，显示妊娠率无差异

（引自：Nieschlag E, Hertle L, Fischedick A, et al. Update on treatment of varicocele: Counseling as effective as occlusion of the vena spermatica. Hum Reprod. 1998, 13: 2147-2150. 以及 Nieschlag E, Hertle L, Fischedick A, et al. Treatment of varicocele: Counseling as effective as occlusion of the vena spermatica. Hum Reprod. 1995, 10: 347-353）

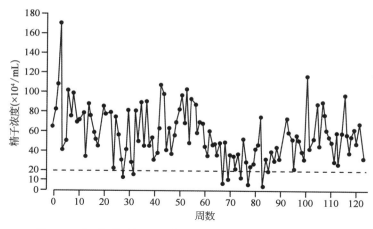

图10.3　在两年的时间里，一位正常男性志愿者每周精子数的变化

在男性不育领域，可能没有比精索静脉曲张更有争议的课题了。世界上大多数非泌尿外科不育症专家对精索静脉曲张手术在男性不育症治疗中的作用持极端怀疑态度，尽管事实上大多数泌尿外科医师都是其狂热的支持者。大多数辅助生殖技术项目的负责人认为，泌尿外科医生对精索静脉曲张切除术的热情可能会阻碍正在变老的夫妇及时利用辅助生殖技术受孕，在接受精索静脉曲张手术后他们往往错过了辅助生殖技术助孕的最佳年龄。他们认为这些夫妇在希望静脉曲张切除术能解决他们问题的同时，却在获得辅助生殖技术方面受到了不适当的拖延，因为在这段时间里，随着女性年龄的增长，岁月就这样被浪费掉了。

有相当多的对照研究表明，精索静脉曲张切除术对男性不育症没有效果。这些论文往往成为了非泌尿外科专家"反男科"的依据[2-6,8,10,13-16]。仅有的支持精索静脉曲张切除术的"对照"研究，被质疑在患者选择上存在明显的严重缺陷。尽管如此，很多精索静脉曲张手术支持者还是引用相关文献来印证自己的观点。其中，有一项涉及455例接受精索静脉曲张切除术患者的研究，对照组却只有19例[17]。而另一项研究涉及1 500例不育男性，他们接受了精索静脉曲张切除术，而对照组只有47例[18]。最后，第三项对照"研究"涉及238对夫妇，他们来自最初WHO研究的7 000多对夫妇。从最初的7 000对夫妇中挑选的238对夫妇中，只有45对夫妇真正参与了研究，其余193对夫妇由于各种原因被排除在研究之外。其他7 000多例WHO研究参与者因协议偏倚而停止参与该研究[2,3,19]。因此，支持精索静脉曲张切除术可治疗男性不育症的证据非常少。即使声称精索静脉曲张切除术可以改善精液参数，但由于大多数文献未能考虑不育症男性精液分析的可变性及其向均值回归，这一论点也被大大削弱了[12,20-22]。

让我来解释一下"向均值回归"，因为它混淆了很多关于男性不育症的研究（图10.3）。当一个变量存在极端的数学不稳定性时（比如精子数），如果从一个低端值开始，那么所做的任何事情都会使它接近平均值。如果从高端值开始，那么所做的任何事情都会将其降低到平均水平。可以看一下WHO提供的一名学生精子数量变化曲线图（图10.3），如果在计数低的时候给予他任何干预,它会在下一次计数时出现改善。但如果在计数高的时候给予干预,计数就会掉下来,看上去像是干预物影响的。

对所有已发表的各种男性不育症治疗对照试验的荟萃分析,除了罕见的卡尔曼综合征(Kallman syndrome)和垂体功能减退症病例外,都无法支持任何传统的男性不育症治疗[9]。很少有关于各种因素得到控制的男性不育症相关疗法的研究(包括克罗米芬、促性腺激素和精索静脉曲张切除术),能够提供任何可靠的循证医学支持[1-4, 12, 20-23]。由于在根本未进行任何治疗的对照组有相对高的妊娠率,因此我们就容易错误地认为,不论我们给予男性什么样的治疗,包括维生素C、红霉素或者勃锐精,对男性都是有影响的。因此,仅仅是由于妊娠的发生,就容易错误地认为我们的干预是有效的。也很容易错误地以为精子数量增加了,因为当我们对未行治疗的患者进行精液质量纵向分析的时候,由于"向均值回归"现象的发生,精子数量通常也会升高[22]。只要同一名患者在不同时间进行测量的结果(如精液分析)变化很大,则纯粹的数学向均值回归现象就会出现。一名由于精子数量少而开始咨询的患者,没有进行任何治疗,随着时间的流逝,这种情况似乎会有所改善。这种现象早在MacLeod和Gold的原始研究中就已确认[24],并在1985年由Baker精心控制的纵向试验在数学上加以阐明,该试验作为评估男性不育症无效治疗的模型其实是被误导了[12, 20-22, 25-29]。

10.2　用于男性不育症治疗的ICSI

以往我们面对各种原因导致的男性不育症诊断和治疗的处境困难,卵细胞质内单精子注射(ICSI)则改变了这种局面(图10.4)。任何类型的男性因素不育都可以通过ICSI得到简单而有效的治疗[7, 30, 31]。最严重的少弱精子症通过ICSI获得的妊娠率与用正常精子进行传统IVF获得的妊娠率相同[32, 33]。对ICSI而言,形态严重缺陷和极微量的精子(甚至假性无精子症)对妊娠率没有任何不利影响(表10.1)。对于各种特性的精子,无论是数量少、活力差,还是形态异常或透明带诱导顶体反应缺陷,都对精子的受精能力和健康子代的产生没有影响。而且,精子的来源和精子缺陷的原因似乎对ICSI的成功没有显著影响,不论精子是来自附睾、新鲜的还是冷冻的、睾丸的、射精的,或是来自精子发生严重缺陷的男性睾丸[32-34]。

唯一的例外是射精的精子完全不动,这是非常罕见的。如果一个人的精子完全没有活力,在大多数情况下,通过仔细观察仍会发现偶尔有微弱抽动的精子,同样,这种精子的成功率与精液参数正常男性进行IVF的成功率没有什么不同。事实上,并非精子不动而是精子死了对结果才有负面影响。完全不动但是存活的精子,仍然可以正常受精和妊娠。还有一种罕见的情况是100%的圆头精子,即精子没有顶体,它们通过ICSI也可获得正常妊娠,但必须用钙离子载体人工激活卵母细胞。

a

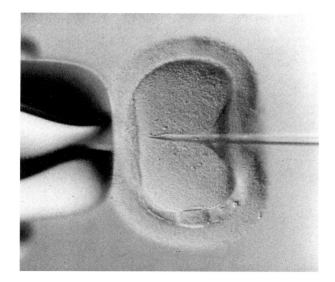

b

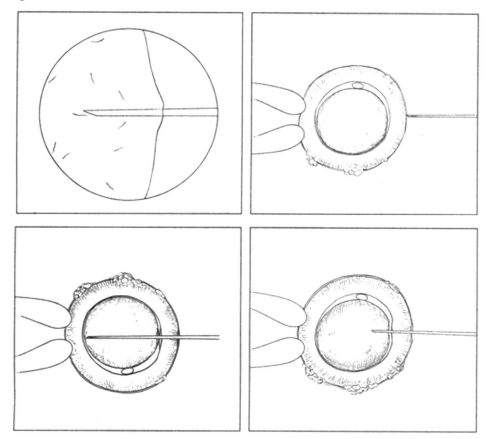

图10.4　ICSI程序图：使用微移液管取出虚弱的不育精子，准备将其注入卵子。ICSI彻底解决了男性不育的治疗。几乎是在同一时间，生殖临床医生更清楚地认识到，目前流行的治疗男性不育症的传统方法没有一种与循证对照研究相一致

［引自：Silber SJ. Intracytoplasmic sperm injection (ICSI) today: A personal review. Hum Reprod. 1998, 13: 208–218］

表10.1　按精子质量分类的射精ICSI结果[33]

	周 期 数	2PN（%）	转移率（%）	临床受孕率（%）
精子计数（总数）				
"0"	57	58	86	25
>（0～1）×10⁶	97	64	96	26
>（1～5）×10⁶	128	70	96	22
>5×10⁶	684	71	93	30
精子活力（%）				
0*	12	10	42	0
0	54	69	87	13
>0～5	19	68	100	32
>5～50	479	70	88	31
>50	337	74	95	26
精子形态学				
0	48	68	88	31
>1～3	125	70	96	33
>4～13	307	71	94	26
>14	203	75	95	29

注：*除活力为0%外,CNS1无明显差异

10.3　ICSI的实施与宫腔内人工授精

10.3.1　ICSI操作细节（图10.4,图10.5a～c）

（1）将注射移液管降低至PVP（聚乙烯吡咯烷酮）液滴边缘,轻轻将少量无精子的PVP吸入注射移液管。

（2）然后使用显微操作器操纵ICSI针以捕获活动的精子。

（3）轻轻吸出精子,将移液管移到精子尾部的上中部,压碎精子尾巴。重复此操作,直到精子不动。然后将精子吸入吸管的尖端,先吸入精子尾部。

（4）移动显微镜载物台以观察含有待注射的成熟（M-Ⅱ）卵母细胞的液滴。

（5）放下垂直于卵母细胞透明带的吸液管,轻柔抽吸以稳定卵母细胞。

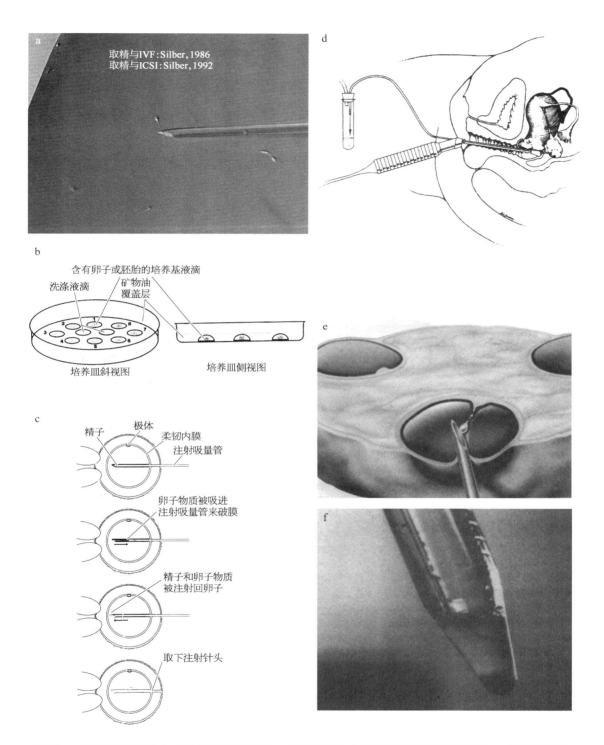

图 10.5 a. 精子俘获和 ICSI；b. ICSI 的培养皿装置图；c. ICSI 程序图；d. 用经阴道超声探头观察卵巢；e. 通过连接到超声波导向器的针吸出卵母细胞；f. 采用最简单的精子洗涤技术。将精液与培养基混合并离心，然后将沉淀重新悬浮在新鲜培养基中

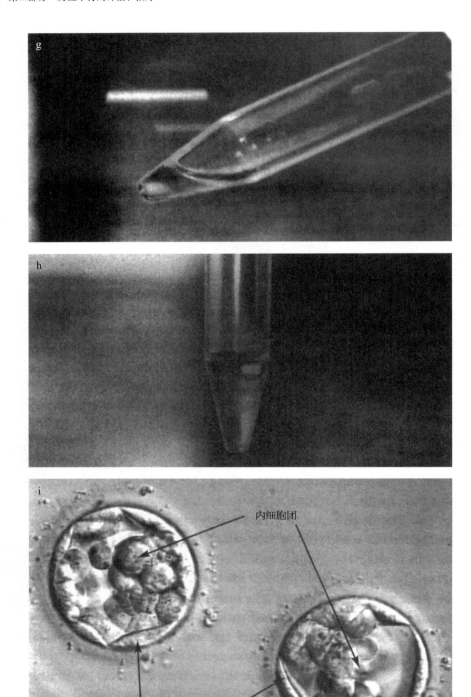

续图10.5　g. 活动精子从离心的沉淀物中"上游"到新鲜培养基中；h. 采用"密度梯度"方法，精液置于不同浓度梯度的细胞分离液上层，离心后，只有最好的精子到达底部；i. ICSI后5～6天正常发育至囊胚期

（6）移动注射移液管，使移液管的尖端位于卵母细胞3点钟的位置。使用注射移液管操纵卵母细胞，使极体与注射移液管的斜角成直角，并将注射移液管顶于卵母细胞膜上。

（7）调整微注射移液管使其聚焦于卵母细胞，将精子移至移液管顶端，轻轻地将针穿过透明带，然后穿过卵细胞膜。

（8）将少量卵母细胞胞质吸入ICSI移液管中以打破细胞膜，将细胞质和精子排出至卵母细胞中央。

（9）取出注射移液管，将吸力释放到卵母细胞上，举起两个注射支架，重复上述操作，直到培养皿中所有的M–Ⅱ卵母细胞都被注射完毕。

10.3.2　ICSI的注意事项（图10.5b、c）

10.3.2.1　避免损伤卵母细胞核和纺锤体

如果注射移液管损伤了卵子的核，即纺锤体，则卵子会退化，这和在动物心脏插了一把剑没有什么区别。使卵细胞的核处于12点钟或6点钟的位置，可确保穿透针头对卵细胞不会造成任何损害。然而，使用霍夫曼光学技术几乎不可能看到成熟卵子中准备受精的细胞核。这就是将卵的极体置于12点钟或6点钟位置的原因，这样卵细胞看不见的核（通常在极体旁，但恰好在卵膜内侧）通常不会受到伤害。

10.3.2.2　注射移液器使膜内陷但未破碎

卵细胞膜非常柔韧，移液管一旦进入坚韧的透明带，继续插入不会轻易破坏这种膜。由于卵细胞膜是如此有弹性，人们可能会认为精子被注入卵内，实际上它仍然在卵膜外面。几分钟后，当注射移液管移除并且内陷的膜恢复到正常位置后，可以很容易地看到精子位于透明带下面的卵外区域，而实际上没有穿透进入卵细胞质中。因此，为了通过直接注入卵内来实现受精，实际上必须将一些卵内的物质（细胞质）吸入注射移液管直到可以看到膜弹出，这才表明它已经破裂。这些操作全部在400倍放大倍数下进行。只有这样才能将精子注入卵子。没有这种细微的操作，卵细胞就不会被受精。

10.3.2.3　捕获精子

ICSI操作中最困难的可能就是在移液器中捕获精子。如果你曾经在鳟鱼溪边钓鱼，看到一些鳟鱼或鲑鱼在游泳池周围徘徊，当你试图伸手去抓这些鱼而不是使用适当的钓鱼技术，那么你会意识到捕获一条精子是多么难。有一次，在阿拉斯加钓鱼的时候，我的一个儿子看到一只棕色的熊到溪边，随便拿起一条鲑鱼，快速吃掉它，然后继续很快又抓起来一条鲑鱼，看似毫不费力，这给我儿子留下了深刻的印象。他决定试图省去所有复杂而昂贵的渔具，这些渔具是诱骗鱼咬钩所必需的，然后简单地伸手去抓正好在他面前的鱼。经过几个小时的挫折，他抬头看着我，看着熊，然后说："男孩，那些渔具真的很好。"

为了更容易捕获精子，我们首先应将它们放入非常黏稠的PVP溶液中以减缓它们的速度。这是一种浓的晶体液，多年来一直用作血液扩容剂，用于失血的患者。即使是活力最差、最不容易致孕的精子也会以一定的速度运动,这使得用微量移液管和显微操作器难以捕获到它们。然而,有时候,精子是如此脆弱,以至于它们不需要PVP。即便如此,仍然需要PVP,因为流体在微量移液器中移动得如此之快,以至于难以精确控制注射速率(以避免损坏卵细胞)。因此,将精子放入PVP有两个原因:减慢它们的速度使它们更容易捕获,并且液体浓稠,可以更好地控制注入卵细胞的速度。

10.3.2.4 卵子内精子游动的问题

对于传统的体内受精,当精子与卵膜融合的瞬间,尾部立即被固定,使得精子不再能够移动。然而,当通过ICSI将精子注射到卵子中时,它不会被固定。单独的精子也会在卵子中快乐地游来游去,从而摧毁它。因此,精子在被通过ICSI注入卵子之前必须让它静止。这是通过拾取PVP液滴中的精子,垂直于显微操作移液管将其排列,然后压碎移液管和培养皿底部之间的精子尾部来实现的(图10.5)。这真是一个让人记忆深刻的场景。想象一下,用手指捡起蝌蚪一样生物的尾巴,它的厚度只有1/15 000英寸,然后在移液器和碟子底部之间压碎那条细小的尾巴,所有这些都是通过带微调的和微操作的刻度盘完成的。一旦尾巴被压碎,精子就无法移动。当它被注入卵细胞中时,就可以适当地使卵子受精,因为它不能在卵细胞内摆动并损伤卵子。

在被注入卵子之前精子的尾巴必须被破坏,还有另一个原因,即在正常受精过程中,除非卵子首先被精子释放的酶激活,否则卵子不会开始发育成分裂胚。在ICSI后,除非精子膜被机械性破坏,否则不会发生这种激活。精子释放的酶能够使卵子膜透过钙离子,这就是开始受精过程的原因。

10.3.3 为ICSI准备卵子和精子

10.3.3.1 卵子

在注射HCG后36 h(标准IVF)通过超声引导的针刺进行取卵,并将卵置于培养皿中以备ICSI程序(图10.5d、e)。通常情况下,卵子被一层凝胶状物质及与透明带紧密相连的更紧密的颗粒细胞层所包围。这种凝胶状物质使得处理卵子时无法很好地看到细胞质内部,因此首先必须清除卵细胞的这些外衣。对于标准的IVF,这一步骤不是必需的,因为精子和卵子简单地放在培养皿中的液滴中,精子自己设法通过这些黏性物质(就像在现实生活中),然后第二天它就会很容易被清理掉。但是对于ICSI,必须在取出卵子的同一天在进行精子注射之前清理掉。

使用一种被称为透明质酸酶的酶清洁卵子,然后用与卵子直径大小大致相同的移液器反复抽吸卵子。必须仅将卵子放入透明质酸酶混合物中30 s,以避免损伤它们。在透明质酸酶的初始化学作用之后,用移液管将卵子反复多次抽吸,就可在几分钟内通过微机械作用去除卵外黏性物质和颗粒细胞。在将卵细胞充分洗净后,将它们放入培养皿中的微滴培养基中。只有M-Ⅱ的卵,即排出第一极体的卵,才能被注射精子。

10.3.3.2 精子的准备（与宫腔内人工授精相同）

有许多方法可以洗涤精子并获得最纯的高质量精子。我们在使用ICSI的早期工作中尝试了所有这些不同的方法。然而，很明显，目前的精子制备方法并不重要。各个实验室在准备将精子放入ICSI培养皿的过程中，便利性和偏好至关重要，因为完全没有必要依靠精子生理学来实现ICSI的适当受精。

然而，对于人工授精，精子必须被洗涤，这样精子才能从精液中分离出来。令人惊讶的是，精液不仅对精子"有毒"，而且对女性子宫也是"有毒"的。

必须将精子与精液分开（精子洗涤），才能将其用于IVF、ICSI或宫腔内人工授精（IUI）。精液实际上是一种有毒物质。宫颈黏液（碱性）可保护精子免受阴道酸性环境的侵害。精子必须能够穿透女性的宫颈黏液，其实际上是在射精后从生理上将精液"洗去"的过程。但是，具有讽刺意味的是，精液对精子来说是一种有毒的介质。事实上，如果它进入女性的子宫，它会对女性产生很大的毒性。即使进行IVF，其也能阻止受精。

精子可以用四种方法中的任何一种来洗涤。在经典的"上游"法中，培养基只是覆盖在精液上，而活跃的精子则直接游出精液。精液也可以与培养基混合并离心，然后将沉淀物用新鲜培养基重悬（图10.5f）。这是最简单的方法，但不能浓缩最优质的精子。活跃的精子也可以从沉淀中"上游"到新鲜的培养基中（图10.5g）。精液也可以置于密度梯度液如Percoll的上层，然后离心。只有最活跃的精子才能通过不同密度梯度液的界面。它就像一根羽毛，如果不活动，就会被卡住，但是一个活动的致密体却不会被卡住（图10.5h）。最后一种方法，一小部分精子可以置于"M"形隧道的一端，然后游到另一端。

然而，有一个警告：唯一的要求是精子必须是活的，其DNA才能受精。最轻微的活动，甚至是罕见的、偶尔的、几乎看不见的抽动，都是证明精子仍然活着的必要条件。如果精子真的死亡了（最常见的原因是"衰老"），那么其DNA就会迅速退化，因此即便是ICSI也无法正常受精。

用于IUI的精子，洗涤是极为常见的操作，其通常在IVF或ICSI之前被尝试过很多次。尽管其十分普遍（因为其很容易），但成功率很低，而且事实上它可能不比定时性交更好。对我来说，IUI的悠久历史及其起源是非常有启发性的，因为我已成为它的一部分。1983年，大多数从事不孕不育症诊疗的医生感到无法在IVF中使用当时的"新"技术。洛杉矶南加州大学医学中心的医生们向IVF的狂热追求者展示了他们如何将IUI技术用于体外受精，即用一台简单的离心机清洗精子，这种洗过的精子可以通过一个现成的婴儿"喂食管"插入子宫，从而达到相当于IVF的妊娠率。坦白地说，这有些夸大其词。然而，即使ICSI优越得多，但IUI仍然是男性不育症标准的、公认的治疗方案的一部分。事实上，一项批判性的回顾研究表明定时性交和IUI一样有效（甚至更有效）。IUI通过炒作和传统观点得以幸存，因为它被认为比性交更好。我对此表示怀疑。

与ICSI-IVF相比，IUI效果如此之差的一个原因是，排卵后，女性高质量的卵子只能维持8 h左右。然而在性交之后,精子在女性生殖道中应该可以保持2～3天。所以在IUI中经常会出现时间错误。在性交过程中,精子最终被储存在宫颈黏液中,而不是像IUI那样立即被耗尽。

10.3.3.3　用于注射的移液管

用于ICSI的玻璃移液管是极其细微的"针",其通过在电脑控制的微电极拉伸器下拉伸非常微小、薄壁的玻璃毛细管而制成。如今这种移液管很容易购得。为了获得精确的移液管内径和外径,这种细微移液管的玻璃被加热,然后通过精密电脑控制的方式将移液管两端拉开。主要有两种移液管,一种是握持式移液管,在操作过程中用其吸住卵细胞。这种移液管比注射式移液管大很多。显然注射式移液管更加精细且非常锋利,直径约1/5 000英寸。注射移液管被"拉伸"后,置于磨石微粉碎机内,尖端被打磨成50°。然后移液管在显微镜下通过锻造炉弯曲成约35°,使其更容易到达并进入培养皿中。其尖端外径为6～7 μm,内径为4～5 μm(以适应精子头部的宽度)。这种玻璃材质的注射和握持移液管极其精致和易碎,任何意外碰触尖端都会使其立即碎裂,需要费尽心思再做一个。

10.3.3.4　拾起精子,压碎尾部,并注入卵细胞

游动的精子最终总会找到它们到达微滴外缘的通路,并沿着外缘游动。当它们沿着边缘游动时,实验技术人员可以微观机械地将玻璃注射移液管移到微滴的边缘拾起单个精子,每次一个。当精子数量少且活力很弱的时候,我们利用微流控的原理分离出极少的优秀精子用于注射。我们只需在培养皿的底部制成M线型培养基,在一端放置精液滴或洗涤过的精子。最终优秀的精子游出微滴并在所有转角处找到路径到达M线的另一端,很容易挑选最好的精子并压碎其尾部。

随后,卵细胞通过握持式微量移液管被拾起并适当握持,同时用注射移液管旋转卵细胞使极体位于12点钟方向。然后操作注射式微量移液管,使其在3点钟方向进入卵细胞。卵细胞柔韧的内膜并不容易突破。为了突破内膜,一些卵细胞质被吸进注射移液管。内膜一破裂,精子和被吸在注射针头里的极微量的卵细胞质就被注入卵细胞,随后注射针头会从卵细胞中退出。

10.3.3.5　受精与卵裂

在注射皿内所有卵细胞都有单精子注入后,把他们分别置于不同的培养皿微滴内,然后放回培养箱。受精卵在放回患者体内之前,其将在培养皿内经历3～6天进行生长和发育。在精子注入4～6 h内,若卵细胞成功受精将会排出第二极体,表明第二次减数分裂已由精子的穿透开始启动。在14～20 h内,我们能够清晰地看到卵原核与精原核并列的现象,这被称为双原核(two-pronuclear, 2PN)卵细胞,明确标志着受精成功。在注射后第1天清晨,正规实验室常规检测注射的每一个卵细胞,查找双原核受精卵。通常,无论IVF还是ICSI,60%～70%的卵细胞将会表现出双原核受精卵。这种双原核受精卵是正常的,意味着一套单倍体染色体来源于母亲,另一套单倍体染色体来源于父亲。经过5～6天,囊胚将形

成（图10.5i）。

　　显然ICSI就是我们几十年来一直在寻找的答案。在目前,治疗少弱精子症所致不育仅仅是用射精后精子进行ICSI,而且,在很大程度上,通过ICSI使得少精子症的诊断困境变得无关痛痒。然而,很快就显示出,ICSI联合精子回收技术对于无精子症的治疗同样很成功（图10.6）[7,32,34-40]。

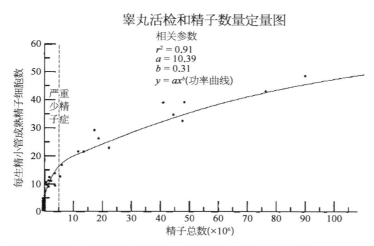

图10.6　单个生精小管中成熟精子平均数与一次射精精子数量关系的指数曲线。要使射精精液中含有精子,每个小管中成熟精子数必须超过3～6个

（引自：Silber SJ, Nagy Z, Devroey P, et al. Distribution of spermatogenesis in the testicles of azoospermic men: The presence or absence of spermatids in the testes of men with germinal failure. Hum Reprod. 1997, 12: 2422-2428）

（董治龙　译,陆金春　审校）

参考文献

[1] Devroey P, Vandervorst M, Nagy P, et al (1998) Do we treat the male or his gamete? Hum Reprod 13(suppl 1): 178-185

[2] Nieschlag E, Hertle L, Fischedick A, et al (1998) Update on treatment of varicocele: counseling as effective as occlusion of the vena spermatica. Hum Reprod 13: 2147-2150

[3] Nieschlag E, Hertle L, Fischedick A, et al (1995) Treatment of varicocele: counseling as effective as occlusion of the vena spermatica. Hum Reprod 10: 347-353

[4] Baker HWG, Burger HG, deKretser DM, et al (1985) Testicular vein ligation and fertility in men with varicoceles. Br Med J 291: 1678-1680

[5] Rodriguez-Rigui LJ, Smith KD, Steinberger E (1978) Relationship of varicocele to sperm output and fertility of male partners in infertile couples. J Urol 120: 691-694

[6] Silber SJ (2001) The varicocele dilemma. Hum Reprod Update 7: 70-77

[7] Silber SJ, Nagy Z, Liu J, et al (1995) The use of epididymal and testicular spermatozoa for intracytoplasmic sperm injection: the genetic implications for male infertility. Hum Reprod 10: 2031-2043

[8] Hargreave TB (1993) Varicocele: a clinical enigma. Br J Urol 72: 401-408

[9] O'Donovan PA, Vandekerckhove P, Lilford RJ, et al (1993) Treatment of male infertility: is it effective? Review and meta analysis of published randomized control trials. Hum Reprod 8: 1209-1222

[10] Dunphy BC, Kay R, Barratt CLR, et al (1989) Is routine examination of the male partner of any prognostic value in routine assessment of couples who complain of involuntary infertility? Fertil Steril 52: 454-456

[11] Schoysman R, Gerris J (1983) Twelve-year follow-up: study of pregnancy rates in 1921 couples with idiopathically impaired male fertility. Acta Eur Fertil 14: 51−55

[12] Baker HWG (1986) Requirements for controlled therapeutic trials in male infertility. Clin Reprod Fertil 4: 13−25

[13] Nilsson S, Edvinsson A, Nilsson B (1979) Improvement of semen and pregnancy rate 884 SILBER after ligation and division of the internal spermatic vein: fact or fiction? Br J Urol 51: 591−596

[14] Thomason M, Farris BL (1979) The prevalence of varicocele in a group of healthy young men. Mil Med 144: 181−186

[15] Uehling DT (1968) Fertility in men with varicocele. Int J Fertil 13: 58−60

[16] Vermeulen A, Vandeweghe M, Deslypere JP (1986) Prognosis of subfertility in men with corrected or uncorrected varicocele. J Androl 7: 147−155

[17] Marmar JL, Kim Y (1994) Subinguinal microsurgical varicocelectomy: a technical critique and statistical analysis of semen and pregnancy data. J Urol 152: 1127−1132

[18] Girardi SK, Goldstein M (1997) Varicocele. Curr Ther Endocrinol Metab 6: 355−358

[19] Madjar I, Weissenberg R, Lunenfeld B, et al (1995) Controlled trial of high spermatic vein ligation for varicocele in infertile men. Fertil Steril 63: 120−124

[20] Baker HWG, Burger HG, de Kretser DM, et al (1981) Factors affecting the variability of semen analysis results in infertile men. Int J Androl 4: 609−622

[21] Baker HWG, Straffon WGE, McGowan MP, et al (1984) A controlled trial of the use of erythromycin for men with asthenospermia. Intl J Androl 7: 383−388

[22] Baker HWG, Kovacs GT (1985) Spontaneous improvement in semen quality: regression towards the mean. Int J Androl 8: 421−426

[23] Devroey P. The relevance of semen analysis. Presented at: Thirty-second Annual Postgraduate Program of the American Society for Reproductive Medicine; Toronto, Canada. September 1999: 15−32.

[24] MacLeod J, Gold RZ (1951) The male factor in fertility and infertility. II. Sperm counts in 1000 men of known fertility and in 1000 cases of infertile marriage. J Urol 66: 436

[25] Hargreave TB, Elton RA (1983) Is conventional sperm analysis of any use? Br J Urol 55: 774−779

[26] Baker HWG, Liu DY, Bourne H, et al (1993) Diagnosis of sperm defects in selecting patients for assisted fertilization. Hum Reprod 8: 1779−1780

[27] Liu DY, Baker HWG (1993) Tests of sperm function. Fertil Steril 59: 698−699

[28] Baker HWG. Management of immunological infertility and an approach to clinical andrology. Berger HG, Oshima H (eds) Serona Symp Rev 1993; 29: 105−110.

[29] Baker G (1992) Editorial comment: the use of the semen analysis in predicting fertility outcome. Aust N Z J Obstet Gynecol 32: 154−155

[30] Van Steirteghem AC, Nagy Z, Joris H, et al (1993) High fertilization and implantation rates after intracytoplasmic sperm injection. Hum Reprod 8: 1061−1066

[31] Palermo G, Joris H, Devroey P, et al (1992) Pregnancies after intracytoplasmic injection of a single spermatozoa into an oocyte. Lancet 3: 17−18

[32] Silber SJ (1998) Intracytoplasmic sperm injection (ICSI) today: a personal review. Hum Reprod 13: 208−218

[33] Nagy Z, Liu J, Joris H, et al (1995) The result of intracytoplasmic sperm injection is not related to any of the three basic sperm parameters. Hum Reprod 10: 1123−1129

[34] Silber SJ, Nagy Z, Devroey P, et al (1997) The effect of female age and ovarian reserve on pregnancy rate in male infertility: treatment of azoospermia with sperm retrieval and intracytoplasmic sperm injection. Hum Reprod 12: 2693−2700

[35] Silber SJ, Nagy ZP, Liu J, et al (1994) Conventional in-vitro fertilization versus intracytoplasmic sperm injection for patients requiring microsurgical sperm aspiration. Hum Reprod 9: 1705−1709

[36] Silber SJ, Van Steirteghem AC, Liu J, et al (1995) High fertilization and pregnancy rate after intracytoplasmic sperm injection with spermatozoa obtained from testicle biopsy. Hum Reprod 10: 148−152

[37] Silber SJ, Van Steirteghem A, Nagy Z, et al (1996) Normal pregnancies resulting from testicular sperm extraction and intracytoplasmic sperm injection for azoospermia due to maturation arrest. Fertil Steril 66: 110−117

[38] Devroey P, Liu J, Nagy Z, et al (1994) Normal fertilization of human oocytes after testicular sperm extraction and intracytoplasmic sperm injection. Fertil Steril 62: 639−641

[39] Devroey P, Silber S, Nagy Z, et al (1995) Ongoing pregnancies and birth after intracytoplasmic sperm injection with frozen — thawed epididymal spermatozoa. Hum Reprod 10: 903−906

[40] Devroey P, Liu J, Nagy Z, et al (1995) Pregnancies after testicular sperm extraction and intracytoplasmic sperm injection in nonobstructive azoospermia. Hum Reprod 10: 1457−1460

11　无精子症

正如上文所提及，少精子症采用泌尿外科的方法进行治疗通常效果不佳，往往需要 ICSI。ICSI彻底改变了少精子症的治疗现状。然而，无精子症的治疗难度更大，因此需要在此话题上花费较多篇幅。现在对梗阻性和非梗阻性无精子症都有了较好的治疗方法。

大约20%的夫妻受不育困扰，而大约25%的不育夫妻中存在男方的精子数量减少[1-3]。据推测，有0.5%～2%的不育夫妇患有无精子症[3]。因此，无精子症造成了2%～8%的男性不育症。可以推断人群中平均每500名左右的男性中即有1名患有无精子症（不包括输精管手术的患者）。大约25%的接受过输精管结扎术的男性因为再婚而有了生育需求，仅在美国可能就超过3 000万人[4]。因此，全世界有大量的患有无精子症的不育男性。

我们将无精子症分为梗阻性无精子症（obstructive azoospermia, OA）和非梗阻性无精子症（nonobstructive azoospermia, NOA）。梗阻性无精子症包括既往输精管结扎术、先天性输精管缺失、疝气或鞘膜积液手术中意外损伤输精管或附睾，以及因为既往感染造成附睾梗阻的患者。他们睾丸的生精功能都正常。即便在ICSI问世之前，除了先天性输精管缺如之外，其他患者都可以通过显微外科手术进行修复[5-17]。对于梗阻性无精子症，ICSI使得重建手术失败或无法重建的患者也可以实现生育[18-20]。实际上，在应用了ICSI后，几乎所有患有梗阻性无精子症的患者现在都可以拥有自己的孩子，除非受到妻子生育力的限制[18]。本章将详细说明如何进行评估并应用ICSI治疗无精子症的患者。

11.1　无精子症患者的评估

梗阻性和非梗阻性无精子症的诊断一般比较简单明确。但是有时病情复杂会导致误诊，可能出现比如尝试对于没有梗阻的患者进行输精管附睾吻合术。梗阻性无精子症和非梗阻性无精子症的治疗是完全不同的。以下原则有助于降低诊断难度，得出正确的判断：如果睾丸活检提示精子发生正常，那么患者的无精子症一定是由梗阻引起的，其他的一切考虑都是多余；如果除此之外其输精管可以触及、精液量大于1 mL，那么其可能具备手术探查、输精管-附睾管吻合的适应证,其他的信息未必很重要。

但偶尔,病理科医生可能因为没有详细计数,而把不完全的精子成熟阻滞误认为正常精子发生。

正常的卵泡刺激素(FSH)水平不一定表示精子发生正常或存在梗阻。实际上,更常见的是成熟阻滞和非梗阻性无精子症。血清FSH水平与精原细胞总数紧密相关,但与成熟的精子细胞或精子的数量关系并不大[21-23]。FSH水平正常的无精子症患者最常见的诊断是成熟阻滞,而不是梗阻。FSH水平在正常范围内是因为精原细胞和精母细胞的总数是正常的。确实,FSH水平升高通常与支持细胞相关,意味着精子发生不足,但事实并不总是如此。内分泌评估对于是否梗阻的判断仅仅有一定的帮助作用。任何医生都不希望对于一个梗阻判断不准确的患者开展输精管-附睾管吻合术。一个有用的线索是:FSH处于非常低的水平的话会提示精子发生正常;在中度正常范围内,FSH可能意味着成熟阻滞和非梗阻性无精子症。

输精管造影应仅作为解除梗阻手术操作的一个步骤进行,不应该用于诊断或进行手术决策。将输精管造影作为一个单独的诊断程序会产生许多问题。第一,并不需要阴囊探查来确定是否存在输精管,通过体格检查应该很容易辨别。第二,除非进行仔细的显微外科手术,否则在进行造影时任何注射或者横断输精管的操作都可能导致原本没有梗阻的输精管发生梗阻。第三,造影的信息数据对于术前决策并非必需。最重要的是,这个检查没有提供有关附睾的任何信息,有可能导致对于梗阻的假阳性诊断或者非梗阻的假阴性诊断。如果根据睾丸活检明确诊断为梗阻,那么最适合开展输精管造影的时机是在输精管-附睾管吻合术中切断输精管的时候,以确保输精管远端直到射精管、前列腺尿道是通畅的,而不必提前知道。并且在这个问题上,阴囊超声并不能比体检提供更多信息。

对附睾和睾丸的体格检查,以及患者是否有既往的感染病史,同样也可能会产生误导。生精功能正常的睾丸可能体积相对较小,而有可能不产生精子(成熟阻滞)的睾丸常常很大。病史常常容易造成混淆。我们发现至少有50%的患有附睾梗阻的患者既往没有临床附睾炎病史,因此认为这种可能的造成附睾梗阻的感染是亚临床型的。

综上所述,我们日常工作中针对男性不育症进行评估所开展的辅助检查其实与"患者是否存在梗阻"无关。体格检查唯一的关联性是当无法触及输精管(即先天性输精管缺失)的时候,则无须计划吻合手术。除此之外,病史和体格检查、血清FSH、黄体生成素、睾酮水平和输精管造影都与诊断无关。

11.2 诊断性睾丸活检

我们推荐开放手术进行诊断性睾丸活检,该技术非常简单且一般不会造成任何痛苦。其仅仅需要采用局部麻醉,如果采用我们推荐的这种麻醉方式的话,术后基本上无疼痛感。

通过一根25G针头在腹股沟外环的远端向精索内注入约10 mL局部麻醉剂，然后将另外的10 mL局麻药注入阴囊前方的皮肤，在此位置切开1.5 cm的切口后暴露白膜。使用这种方法，通过创建一个小的"窗口"可以看到睾丸，甚至可以将其无痛地挤出来。

对于局部麻醉，现在一般推荐采用罗哌卡因30 mL、酮咯酸30 mg和吗啡10 mg混合使用，可以达到较长时间的麻醉效果，手术区域的麻醉作用可以持续3天。这种麻醉组合的效果很惊人，使得几乎所有患者手术后没有痛苦。其机制是吗啡在局部组织中的受体比大脑中还要丰富，并且抗炎镇痛药也是如此。因此这种麻醉药物的组合可以作用于这些局部受体并给予长时间麻醉。从睾丸表面深处几毫米切下来小块的睾丸组织，并且放置于Zenker（或Bouin）固定液中。该过程是一种无损伤的技术，可以针对每个周围的小叶进行操作。除了最初注射局部麻醉药之外，该操作过程完全无痛。在睾丸周围，我们将针对每个小叶进行取样并且不会造成危害。患者可以在手术结束后即刻起床步行离开，其痛苦程度不会比输精管结扎术严重。绝对不需要全身麻醉。

针刺活检是另一种选择，但患者的疼痛程度与开放式活检类似，而开放式活检能获得足够数量的生精小管（至少20个横截面）足以进行定量分析，但穿刺活检无法获得这个数量（除非多次穿刺）。具有讽刺意味的是，它相较于开放式活检技术创伤性和风险更大。正如本章前文所述，睾丸内组织的解剖分布是环状的，因此开放活检仅寻找周围组织，不会引起梗阻或血管损伤。但是，多次穿刺活检进入睾丸中心可能会导致明显损伤。活检的质量必须足以确定：① 患者的精子发生是否正常，因此可能会存在可以通过显微外科手术修复的梗阻；② 如果他患有非梗阻性无精子症，TESE的预后是否良好？

许多睾丸活检标本被错误地固定在福尔马林中，可能在处理中出现伪影，因此可能会出现类似于"腐烂、混乱组织"等荒谬的解读[23-26]。大多数临床医生仅仅将睾丸活检用于非定量研究，大大限制了其实用性并导致了很多解读上的错误[27-30]。简化的定量评估要基于人体精子发生的组织学和动力学[31]。在人类或其他物种中，不管精子数目多还是少，精子发生的速度是恒定的。精子生成减少往往是因为精子数目少，而不是精子生成的速度下降。睾丸活检可以比较准确地反映睾丸每天产生的可以通过射精排出的精子数目。因此，无论是少精子症患者还是精子数目正常的患者，睾丸活检都可以预测每次射精的精子数目。严重少精子症患者在严格的输精管吻合术后应该是具有正常的生精功能。睾丸活检应明确究竟是梗阻还是精子生成不良导致精液质量下降，对于无精症患者还应明确到底是否有成熟的精子产生（图11.1）。

睾丸活检应在双侧同时进行，每一次至少取20根生精小管。成熟的精子细胞（深色卵圆形细胞，染色质浓密）和大的粗线期精母细胞是最容易计数的。此前研究表明这些细胞与精子数目相关性最大，并且最容易识别。精子生成的所有步骤包括从细线期精母细胞、偶线期精母细胞、粗线期精母细胞，到早期的精子细胞都是可以被观察到的，但是临床上最重要的数据是最少20条小管中成熟精子的数量除以小管数目（图11.2B）。

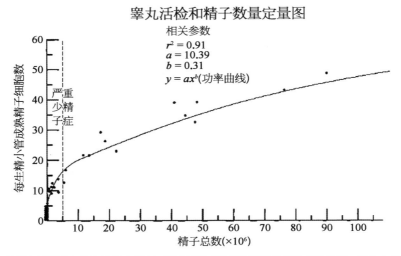

图11.1　射精中精子数与每个生精小管中可以看到的成熟精子平均数目的指数曲线。每个小管必须超过3～6个成熟精子,才能使精子出现在射精中

(引自: Silber SJ, Nagy Z, Devroey P, et al. Distribution of spermatogenesis in the testicles of azoospermic men: The presence or absence of spermatids in the testes of men with germinal failure. Hum Reprod. 1997, 12: 2422−2428)

　　使用指数曲线(图11.1),每个小管中成熟精子的数量可用于预测精子总数。在没有梗阻的情况下其相关性非常高。例如,患者每条小管中有40个成熟精子细胞,那么精子总数应<$6×10^7$/mL;如果每个小管中有45个成熟精子,精子数应超过$8×10^7$/mL。精子计数为$3×10^6$/mL的患者可能每个小管中只有6～10个成熟的精子。本章的这一部分强调使用睾丸活检诊断有正常精子发生功能患者存在的梗阻。稍后,我们将详细描述非梗阻性无精子症的组织学。

　　通常,给患者不恰当地实施了输精管−附睾管吻合术是因为病理报告错误地提示"精子发生正常"。其并非基于定量评估,而是病理医师的定性印象认为小管内充满了精母细胞和一些成熟的精子。如果活检显示小管很粗、有大量的生精细胞,但每个小管之内只有2个或3个成熟的精子,很可能梗阻不是患者"无精子症"的原因。这些患者很可能是生精阻滞造成的非梗阻性无精子症,需要使用TESE和ICSI治疗(图11.2C～E)。一些临床医生尝试使用血清FSH水平来监测精子发生量——如果无精子症患者FSH水平正常则可能表示梗阻。很遗憾这种相关性很差[22]。成熟停滞导致的无精子症FSH水平往往正常。FSH水平与精原细胞总数、睾丸体积有关,但与成熟精子的数量无关(图11.2C～E)。

　　有趣的是,精子发生各个阶段分散重合排列在人类的生精小管中,因此通过人类的睾丸活检进行量化是比较简单的。在其他物种中,这种分布是有序排列的,在大鼠或小鼠中,任何切口取出的组织可能仅显示生精的一个特定阶段(图11.2)。而在人类中,任何部位的切口所取出的睾丸组织都可以发现精子发生各个阶段的分散排列。因此,与大多数其他动物不同,在人类仅需要20个生精小管就可以推测整个睾丸的生精情况。

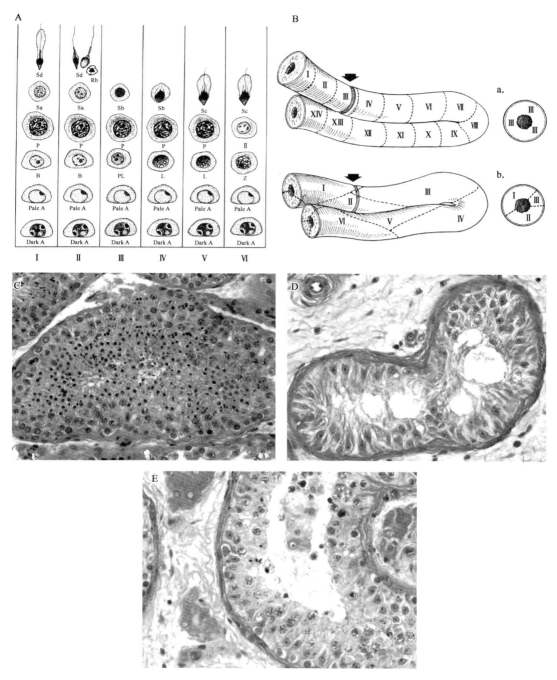

图11.2　A. 睾丸中精子发生的阶段（引自：Silber SJ. Reproductive Infertility Microsurgery in the Male and Female. Baltimore, MD: Williams & Wilkins and Waverly Press Inc., 1984）；大鼠生精小管和人生精小管中精子发生阶段的进展图；B. 在大多数动物中，生精过程有序地沿着生精小管向下推进。然而，在人类中，精子发生的六个阶段是重合的（引自：Silber SJ. Reproductive Infertility Microsurgery in the Male and Female. Baltimore, MD: Williams & Wilkins and Waverly Press Inc., 1984）；C. 正常的精子发生意味着有许多卵形染色的精子头；D. 支持细胞仅与高FSH有关，并不一定意味着无精子症；E. 成熟停滞与正常的FSH有关，因为生精细胞太多，但精子很少甚至没有

11.3 显微外科输精管-输精管吻合术

现在大多数进行过输精管结扎术的患者除了输精管梗阻之外,都存在压力引起的继发性附睾梗阻(无论是由"爆裂"还是"浓缩"引起),这导致输精管中没有精子,并且可能是输精管-输精管吻合术后不成功的原因[10-13, 16, 32]。由于在输精管结扎术时采用了更好的技术防止结扎后出现泄漏,因此随着结扎处的密封性增强,继发性附睾阻塞的问题已经变得更加普遍,相较于以往报道发生更早[4, 14, 33]。显微外科技术开展输精管吻合术最早在20世纪70年代中期得以推广时,大多数患者的输精管中存在精子,如果开展了较好的显微外科手术的话,输精管吻合术的成功率很高(图11.3~图11.6)[10-14]。然而,20世纪80年代后期和90年代,大多数泌尿外科医师使用了"改良的"输精管结扎术,尽管不会出现隐匿性输精管渗漏且结扎部位的精子肉芽肿发生率很低,但这造成了更早的继发于输精管结扎术的近端附睾阻塞。

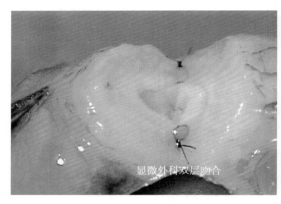

图11.3 显微外科输精管双层吻合

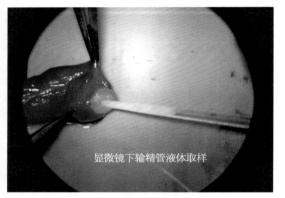

图11.4 显微镜下输精管液体取样

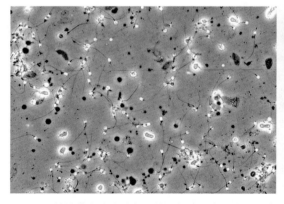

图11.5 输精管中正常的长尾精子提示没有继发性附睾梗阻

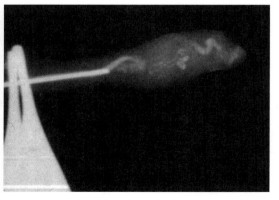

图11.6 尝试用显微手术矫正在非显微镜输精管-输精管吻合术中无法解决的部分梗阻

　　实际上直到今天,输精管切除结扎术的患者中也有85%存在附睾爆裂,而这些患者使用输精管吻合术的成功率为零。因此,进行输精管复通术时如果没能解决继发性附睾梗阻的话,显微吻合的结局会很差。然而,自从1978年最早报道了输精管-附睾显微吻合之后,继发性附睾梗阻的问题也可以被解决了[9,16](图11.7)。实际上,我们推荐输精管复通优于取精加ICSI的最主要原因是如果其可以实现较高的成功率。尽管当输精管中存在精子的时候进行输精管吻合术成功率很高,但是如果输精管液体中没有精子则不会成功[5,6,9,15,16](图11.3和图11.8)。此时就需要输精管-附睾管吻合术了。除非泌尿外科医师接受过显微外科手术训练,否则最好不要尝试重建手术甚至是输精管-输精管吻合术,因为很可能输精管中没有精子且存在附睾损伤。

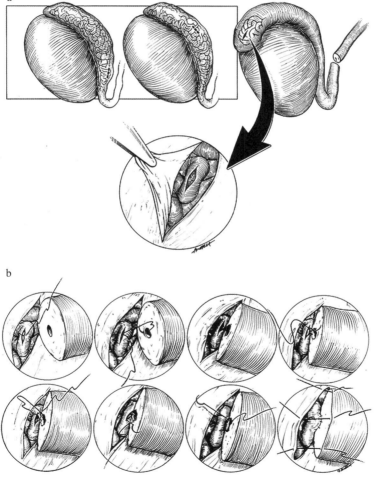

图11.7　a. 显微外科手术专用的输精管-附睾管吻合技术,需要先切断输精管,然后再定位附睾梗阻区域近端最远的部分,松解附睾管,进行微小的纵向切开以抽吸精子并进行随后的吻合术;b. 绕过附睾梗阻的输精管-附睾管吻合术的显微外科方法的8个步骤

因此,进行输精管复通需要考虑以下4个因素:① 可以有效进行输精管吻合的技术(采用现代显微外科手术技术,几乎每个人都应该可以实现准确的再吻合);② 输精管结扎术的不良并发症(压力引起的附睾损伤);③ 继发性附睾梗阻的显微外科手术;④ 附睾精子冷冻,以备复通手术失败以后ICSI使用[34]。

11.4 输精管-输精管吻合的技术

为了手术的精确开展,显微镜是必需的。放大镜理想情况下能提供2.5~4倍的放大倍数[10,12,13,35-43],而需要清晰地看到输精管管腔以便轻松、准确地放置缝针则需要16倍的放大。显微镜的其他优势包括焦深清晰,可以持续不断地提供光源,并且仪器稳定不易移动。手术医师可以随时移动头部或颈部,而不会影响观察的稳定性。显微镜下的输精管双层吻合技术能够有效地防止狭窄,在之前版本的著作中[7,8,10]进行了图片展示(图11.8)。

要完成完美的输精管双层吻合术,需要使用10-0尼龙间断缝合内层(4~6)和9-0尼龙线间断缝合外层。助手的主要工作是持续用肝素盐水冲洗,这样即便有出血,主刀医生也可以清晰地观察视野,可以用双极电凝止血。能否成功还取决于充分地释放输精管,进行无张力的吻合。只要没有张力且黏膜层对合良好,成功率约为98%。

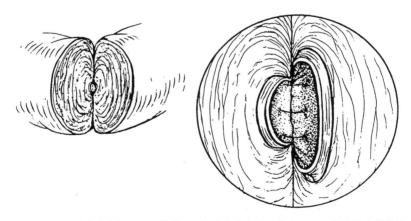

图11.8 显微手术进行间断双层输精管-输精管吻合术,采用10-0尼龙线将未扩张的精囊侧输精管腔吻合至扩张的睾丸侧输精管腔,无渗漏及狭窄
(引自:Silber SJ. Microscopic technique for reversal of vasectomy. Surg Gynecol Obstet. 1976, 143: 630-631)

11.5 输精管-输精管吻合术的结果

只要没有继发性附睾梗阻,在输精管-输精管吻合术后,精子的数目和质量一般会随着时间而改善。然而,如果吻合口狭窄了,那么精子数目可能少量增加但最终会逐步

减少至少精子症甚至无精子症。如果患者在3个月后仍然表现为无精子症,要么存在吻合口梗阻,要么存在附睾梗阻。对于输精管中有精子的患者,超过98%可以在吻合术后射精的精液中找到精子[5]。82%的伴侣可以实现自然受孕,这仅取决于伴侣的生育能力。对于输精管-输精管吻合术的文献报道中的争议主要来源于缺乏术前输精管中精子质量的记录,缺乏对附睾观察,对输精管结扎患者的睾丸活检研究少,以及继发性附睾梗阻的吻合失败。

我们的手术患者参加了这样一项细致的研究。在复通术时收集每一位患者梗阻输精管睾丸侧的精液样本。针对患者和伴侣的年龄、输精管结扎术的方法和时间、结扎的位置与术后的精子计数及配偶怀孕进行相关性分析。发现输精管液体的外观、质量及精子形态(电镜和光镜)、数目和活动力与术后结果相关。术后患者精子数量的分布与对照人群(可以生育的男性)之间无统计学差异[3-14],术后精子数目与睾丸活检表现密切相关。

伴侣的年龄对受孕率有决定性的影响(表11.1)。从这些数据中可以推断睾丸的生精功能并没有因为梗阻而造成实质性的负面影响,良好的输精管-输精管吻合术后仍无法实现受孕的主要原因是附睾管的扩张和穿孔(或浓缩),从而造成继发性附睾梗阻(图11.9)。我们在 *Journal of Andrology* 杂志中报道了针对4 000例进行输精管复通术患者的详细数据,也得出了类似的结果,然而其中85%的患者需要进行输精管-附睾管吻合术[44-46]。

表11.1　女性伴侣年龄对怀孕的影响(Silber and Grotjan, 2004年)

女方年龄(岁)	患者数量(例)	妊娠数量(例)	百分比(%)
<30	770	725	94.2
30～35	610	554	90.8
36～40	278	228	82.0
≥40	72	44	61.1
合　计	1 730	1 551	89.7

注:$P < 0.000\ 1$

患者的输精管液体中没有明确精子,则很难在输精管-输精管吻合术后射精中存在精子。所有有精子肉芽肿的患者都在输精管中存在数目足够且形态正常的精子。即便输精管结扎术是10年前开展的,精子质量也不会下降。结扎处精子肉芽肿的存在意味着持续的精液泄漏,其减轻了原本在结扎后常出现的可能日益加重的输精管和附睾中压力的增加。输精管-输精管吻合术后较高的怀孕率只有在接受复通术时输精管液体中有足够精子的患者中才能实现。

11.6 显微外科输精管-附睾管吻合术

显微外科输精管-附睾管吻合术最早在1978年报道,最早采用的是端端吻合,后来演变为端侧吻合[8,9,12,13,15,16,25,41-46]。打开鞘膜,从鞘膜囊中翻出睾丸和附睾。扩张的附睾管一般直径为0.2 mm。附睾管其实很细小,其壁的厚度只有30 μm。早期的非显微入路一般会在附睾被膜做一个纵行深切口,切开10～20个小管。然后将输精管吻合到附睾被膜形成一个瘘管。其效果很差。

使输精管再通适当的方法是将输精管内腔与特定的附睾管进行吻合(图11.7)。最初的方法是端端吻合,不过现在更推荐端侧吻合。其手术要求和效果均类似(图11.9～图11.13)。用这种方法进行输精管-附睾管吻合术的结果与输精管-输精管吻合术(当输精管中有精子的时候)类似[5,6]。手术中很重要的过程是探查附睾(通常从远端到近端)直到跨过了梗阻部位,找到了高质量的活动精子,然后在该附睾管上进行吻合[46]。

第一个10-0尼龙线放置在6点钟位置以方便观察,其他的缝线分别放置在3点、9点,最后放置到12点(图11.10～图11.23)。然后在外层以9-0尼龙线增强强度。这种技术可以成功修复附睾梗阻,其效果与患者妻子的年龄显著相关(表11.1)。

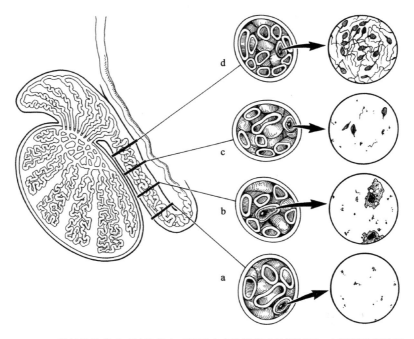

图11.9 输精管结扎术后输精管中无精子患者的附睾连续横断图。在附睾近端的某个位置,绕过继发性附睾梗阻,可以观察到正常的活动精子

(引自:Silber SJ. Reproductive Infertility Microsurgery in the Male and Female. Baltimore, MD: Williams & Wilkins and Waverly Press, Inc., 1984)

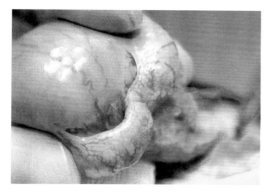

图 11.10　输精管结扎术后因压力引起的"井喷"或浓缩而引起继发性附睾梗阻

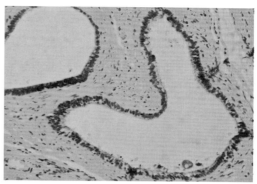

图 11.11　爆裂远端的附睾中没有精子

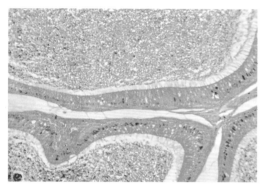

图 11.12　爆裂近端的附睾中有许多精子

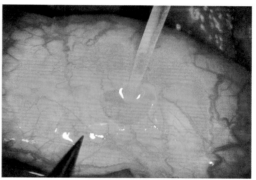

图 11.13　抽吸附睾液以确定梗阻部位

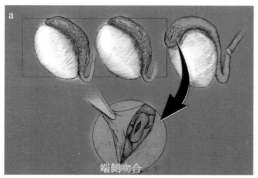

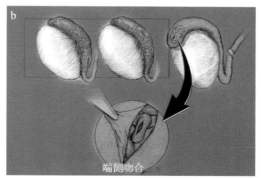

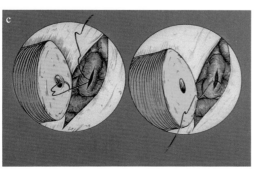

图 11.14　在附睾小管上纵向切开以进行端侧吻合。
a. 应逐步向近端打开附睾小管, 直到发现好精子为止;
b. 第一个 10-0 尼龙缝合线放置在 6 点钟的位置, 然后将其余的黏膜缝合线向近端放置

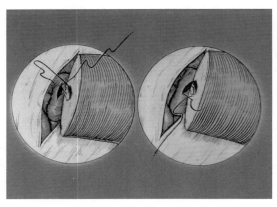

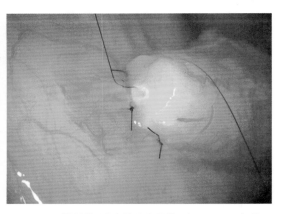

图11.15 放置了三套用于端侧吻合的黏膜缝合线,从6点钟位置开始,行进到3点钟和9点钟位置

图11.16 输精管-附睾管吻合的第二针(10-0尼龙线)

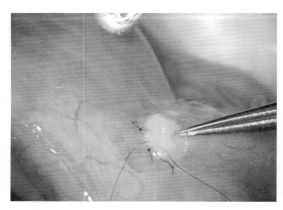

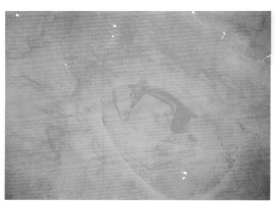

图11.17 输精管-附睾管吻合的第三针(10-0尼龙线)

图11.18 在近附睾头侧切开附睾管

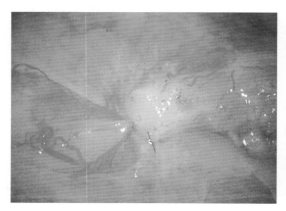

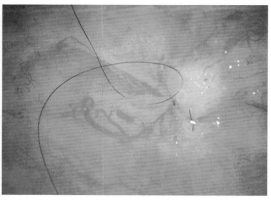

图11.19 与附睾管的第一针缝合

图11.20 与附睾管的第二针缝合

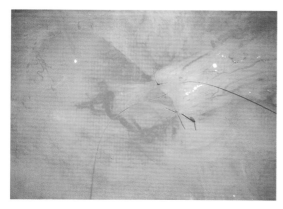

图11.21　与附睾管的第三针缝合

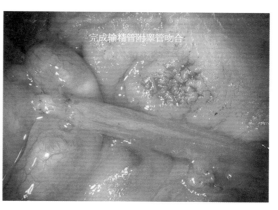

图11.22　完成输精管–附睾管吻合

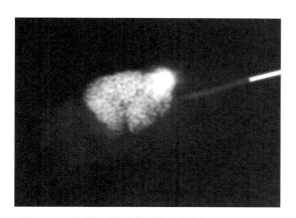

图11.23　造影提示输精管与附睾管进行了成功的吻合

11.7　先天性输精管缺如

如果男性存在先天性双侧输精管缺如（CBAVD），那么在对其进行显微手术从附睾或睾丸中提取精子进行ICSI之前，应该对患者及其伴侣进行囊性纤维化突变分析。这些CBAVD患者绝大多数没有囊性纤维化（CF）。多数患者为 *CF* 基因一条等位基因严重突变和另一条等位基因弱突变的携带者。因此，他们没有CF，但是他们确有CBAVD。临床上CF的发生频率在北欧后裔中为1∶1 600。它是一种常染色体隐性遗传性疾病，携带频率为1∶20。在临床CF中，主要的病理结局是阻塞性肺疾病和胰腺外分泌功能衰竭。如果不加以治疗，其将导致慢性呼吸道感染、肺功能下降、营养不良和胰腺炎。几乎所有临床CF男性患者都存在双侧输精管缺如，并且表现为梗阻性无精子症。然而，大多数患有CBAVD的男性没有表现为CF——即便他们的CBAVD是由其 *CF* 基因突变引起的。

其原因为，囊性纤维化基因位于染色体7q31.2上并编码囊性纤维化跨膜传导调节蛋白（CFTR）。CFTR是含1 480个氨基酸的膜结合氯离子通道，有助于调节钠/氯化物的运输和细胞外的渗透压，可以一定程度上决定黏膜和上皮管腔内分泌物的流动性。总CFTR基因池来自母本和父本的等位基因。

遗传突变的组合决定了其临床表现。如果母亲和父亲的*CFTR*突变都是"严重的"，因为总CFTR基因池会在数目上或者质量上出现明显的缺失（低于5%的正常生理水平），很可能导致临床CF。但是，如果两个突变中的至少一个相对不严重或者为"轻度"，那么其表现将不太明显，因为总CFTR基因池在数量或质量上受到的影响较小。在这种情况下，将显示最轻微的CFTR突变表现，即先天性双侧输精管缺如，附睾一些区域CBAVD，以及精囊腺的缺如/发育不全/发育不良。附睾头一般是存在的，因为其胚胎学来源不同于附睾体和附睾尾，为中肾管来源。

一些患有CBAVD的男性可能有轻度呼吸道疾病，胰腺疾病或肺炎、支气管炎、鼻窦炎的既往史，人们认识到他们的*CFTR*突变后，把这类疾病重新归类为囊性纤维化突变谱的一部分。但是，大多数患有CBAVD的男性没有症状。*CF*基因中包含了1 500多种异常，包括单核苷酸变化、小的插入或缺失（外显子和内含子）及大的重排。在患有CBAVD的男性中，一个等位基因通常存在常见的严重突变；但是，另一个等位基因常具有非常轻微的突变，如"T5等位基因"[26,47]。有趣的是，CFTR蛋白的少量降低即可导致CBAVD，但需要使CFTR蛋白几乎完全消失才能导致CF的发生。先天性输精管缺失约占不育夫妇的1%[24]。直到1986年之前，这都是一个令人沮丧的问题。自从首次成功使用附睾穿刺取精和IVF治疗先天性输精管缺如以来，ICSI使得所有这些男性都有可能生育孩子[18,35,48-50]。实际上，使用ICSI和附睾取精（显微外科附睾穿刺取精）的妊娠率仅与女性因素有关[18,48,49]。

（方冬　译，陈向锋　审校）

11.8　MESA应用于ICSI治疗

女性配偶取卵后，男方在局麻下接受一个简单的"开窗"阴囊探查手术。在10～40倍手术显微镜下，用显微剪将附睾体远端的附睾包膜剪开一直径0.3 cm大小的窗口，以暴露附睾小管。用带微量吸管的结核菌素注射器直接穿刺附睾小管吸取精子。标本立即用HEPES缓冲液稀释，并取少量用于检测精子的活力。如果没有活动精子或精子活力很差，则向附睾头部方向上移0.5 cm继续吸取精子，不断上移吸取精子直到发现活动精子（图11.24～图11.32）。

通常到附睾的最头端或输出小管位置才能获得活动精子。这与想象的没有梗阻的附睾情况恰好相反。正常情况下，在没有梗阻的附睾，精子在通过附睾的过程中随着成熟而逐渐获得运动能力。然而，令人惊讶的是，在梗阻的附睾，远端的精子已经衰老死亡。在大多数情况下,只有近端的精子具有活力(图11.30,图11.32)。在电子显微镜(E/M)下,附睾远端精子出现DNA碎片化,实际上,现在流行的词汇"DNA碎片化",只是精子衰老的表现。衰老的精子容易死亡,然后它们的染色质会退化并碎裂。几乎所有的精子样本都有这种衰老的精子。一旦在一个地方发现活动精子,则取少量附睾液用于ICSI,剩余的冷冻保存。附睾穿刺取精的方法很难获得最近端的活动精子。

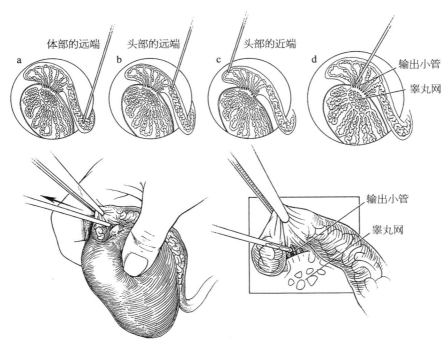

图11.24 显微外科附睾精子抽吸术的探查,首先从附睾体部远端开始(a),然后依次向头部的远端、头部的近端、输出小管移动(b~d)。对于梗阻性无精子症,精子活力最好和最差的位置通常与常规的生理位置相反。梗阻时,活力最好的精子总是在最近端,远端精子由于衰老,活力最差
(引自:Silber SJ. Congenital absence of the vas deferens. N Engl J Med. 1990, 323: 1788-1792)

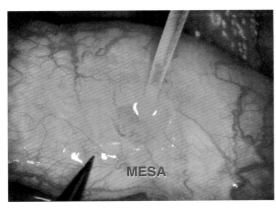

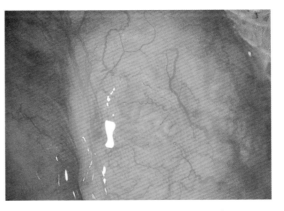

图11.25 对CBAVD实施显微附睾穿刺取精术

图11.26 10倍下观察梗阻的附睾小管

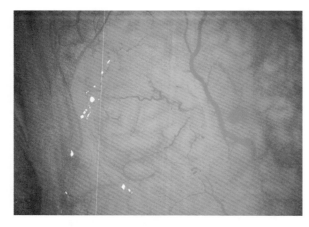

图11.27 25倍下观察梗阻的附睾小管

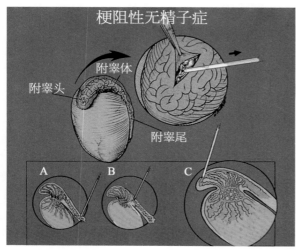

图11.28 从附睾尾部向头部吸取附睾液,评估精子活力

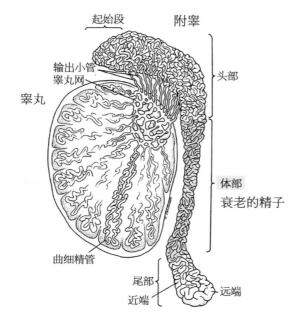

图11.29 在梗阻性无精子症,附睾最远端的精子是最衰老的,因此活力也最差。具有讽刺意味的是,最近端的精子活力最好,因为它们是最近产生的

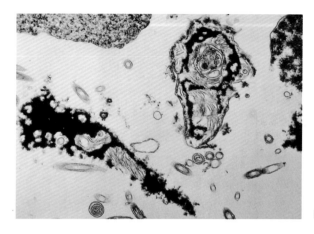

图11.30 梗阻于附睾远端的衰老精子

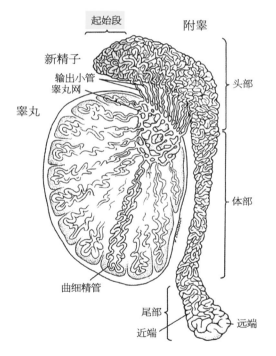

图11.31 在梗阻状态下,与非梗阻状态的预期相反,近端精子是最有活力的

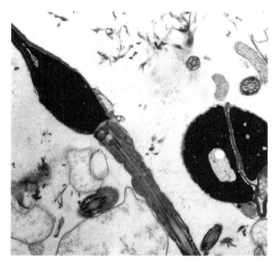

图11.32 近端附睾小管中活动的新产生的精子。与图11.30为同一个梗阻的附睾,近端精子没有DNA碎片,并具有良好的活力

　　目前的技术状况似乎是,只要女性自身没有无法治疗的问题,几乎没有任何梗阻性无精子症不能通过取精技术和ICSI成功治疗的。对于梗阻性无精子症,我们更喜欢选择附睾精子,尽管睾丸精子的效果几乎相同。我们发现,附睾近端精子的妊娠率和分娩率要高于睾丸精子,并且也高于附睾远端精子。附睾精子作为首选的优点是,它很容易冷冻,代表了一种简单、清洁、容易获取的精子来源,随时可以提供给实验室用于特定的患者,且不需要任何侵入性操作。然而,只有获得足够附睾近端的活动精子,才能成功进行ICSI治疗,而远

端不活动的精子已衰老,即使行ICSI也不起作用。

用附睾精子进行常规IVF(非ICSI)可以获得妊娠及分娩[26,51],然而,正如我们20多年前的报道一样,其结果要比ICSI差得多。我们20年前也报道过,ICSI的成功率与妻子年龄密切相关(表11.2,表11.3)[48]。

表11.2 梗阻性无精子症:妻子年龄的影响(Silber et al. 1994)

妻子年龄(岁)	周期数 (占总周期%)	M Ⅱ数	2PN数 (2PN率)	每周期分娩量 (每周期占比)	种植率 (每胚胎占比)
<30	50(27%)	735	392(53%)	22(44%)	22%
30~36	87(47%)	1 111	610(55%)	30(34%)	19%
37~39	24(13%)	207	113(55%)	3(12%)	4%
>40	25(13%)	281	147(52%)	1(4%)	7%
所有年龄	186(100%)	2 334	1 262(54%)	56(30%)	16.2%

表11.3 MESA+ICSI与传统的MESA+IVF在相似人群中的比较(Silber et al. 1995)

周期数	获成熟卵数	2PN	受精率	移植	怀孕率(出生)
IVF-MESA					
67	1 427	98	7%	13/67(19%)	3/67(4.5%)
ICSI-MESA					
33	431	201	47%	31/33(94%)	12/33(36.3%)

关于如何最好地收集无精子症患者的附睾或睾丸精子进行ICSI,一直存在着许多争论。读者可以根据男方或女方的具体情况决定如何选择最佳方案。但我们的建议如下。

对于梗阻性无精子症,无论先天缺陷有多严重,通常仍会有一部分附睾存在。在这种情况下,我们更倾向于显微外科附睾精子抽吸(MESA)。我们不使用镇静药物,仅在局麻下完成所有的取精手术。虽然手术需要精细显微操作,但它是一个门诊手术,且很少有术后不适。泌尿外科医生首先用拇指和示指抓住精索,这种方式非常类似于输精管结扎。然后给予精索阻滞麻醉,这种麻醉可以作用到睾丸,但是作用不到阴囊。然后,就像睾丸活检一样,用25G针头沿着预计1~2 cm大小的切口位置浸润麻醉。一旦打开睾丸鞘膜,则暴露附睾和睾丸,并将其置于手术显微镜下。实际上,患者可以通过视频监视器观看整个手术过程,而且全程是清醒和舒适的。

以这种方式进行附睾取精的优势在于,可以从最近端的附睾小管获取大量活力最好的精子用于冷冻,用于未来不限数量的ICSI周期。通常前端附睾只有一个特定区域可以找到活动精子,通过手术显微镜要比用针盲穿更容易找到这个位置(事实上,穿刺要比MESA更疼痛)。

对于非梗阻性无精子症,由于附睾小管的管壁塌陷且不存在梗阻,因此没有条件去实施附睾取精,很难获取附睾精子。然而,对于非梗阻性无精子症,可以以同样的局麻方式,在患者完全清醒的情况下实施显微镜下睾丸切开取精术,患者术后很少有不适。

11.9　用于非梗阻性无精子症的睾丸取精术

在介绍梗阻性无精子症的精子回收技术后不久,我们观察到,即使患者是非梗阻性无精子症,存在最严重的生精功能异常,精液中完全没有精子,在精细的睾丸切开活检术中也常常可以找到少量精子,这些偶然出现的精子可以用于ICSI治疗[19,21,23-25,49,52,53]。我们把这一术式称为睾丸取精术(testicular sperm extraction, TESE)。与有正常生精功能的男性相比,其最终的妊娠率是没有差异的(表11.4~表11.10)。使用近端附睾精子及精液精子的妊娠率及活产率要稍好于睾丸精子,但是这个差别很小。

表11.4　使用射出精液中精子的1 849例连续病例的妊娠率

年龄(岁)	< 200万精子	200万~500万精子	600万~2 000万精子	> 2 000万精子	捐献者精子	总　计
< 30	61/121(50%)	22/39(56%)	29/59(49%)	94/162(58%)	19/35(54%)	225/416(54%)
30~35	102/247(41%)	53/94(56%)	61/127(48%)	161/322(50%)	27/68(40%)	404/858(47%)
36~40	51/118(43%)	18/46(89%)	28/73(38%)	70/185(38%)	14/34(41%)	181/456(40%)
> 40	6/42(14%)	3/13(23%)	4/19(21%)	8/39(21%)	0/6(0%)	21/119(18%)
总计*	220/528(42%)	96/192(50%)	122/278(44%)	333/708(47%)	60/143(42%)	831/1 849(45%)

注:*与>35岁组相比没有统计学差异,$P < 0.01$

表11.5　NOA患者每次实施TESE检见的精子情况(Silber et al. 2015)

	检见精子的病例数	百　分　比
生精阻滞	42	44%
纯睾丸支持细胞综合征	45	32%
纯睾丸支持细胞综合征/生精阻滞	3	27%
克兰费尔特综合征	11	48%
男性特纳综合征	3	100%
隐睾	10	83%
化疗术后	6	28%
总计	207/444	47%

表11.6 在1849例连续ICSI周期中,使用射出精液中精子的分娩率(Silber et al. 2015)

年龄（岁）	< 200万精子	200万~500万精子	600万~2000万精子	> 2000万精子	捐献者精子	总　计
< 30	45/121（37%）	20/39（51%）	20/59（34%）	67/162（41%）	17/35（49%）	169/416（41%）
30~35	74/247（30%）	35/94（37%）	39/127（31%）	114/322（35%）	20/68（29%）	282/858（33%）
36~40	25/118（21%）	11/46（24%）	17/73（23%）	46/185（25%）	9/34（26%）	108/456（24%）
> 40	2/42（5%）	0/13（0%）	1/19（5%）	4/39（10%）	0/6（0%）	7/119（6%）
总计*	146/528（28%）	66/192（34%）	77/278（28%）	231/708（33%）	46/143（32%）	566/1849（31%）

注：*与＞35岁组相比没有统计学差异，$P < 0.01$

表11.7 不同精子来源（睾丸与附睾）的无精子症患者的ICSI妊娠率比较（Silber et al. 2015）

年龄（岁）	新鲜梗阻附睾精子	冷冻梗阻附睾精子	新鲜梗阻睾丸精子	新鲜和冷冻非梗阻睾丸精子	总　计
< 30	26/40（65%）	12/28（43%）	9/24（38%）	24/49（49%）	71/141（50%）
30~35	24/47（51%）	52/79（66%）	18/42（43%）	18/66（27%）	112/234（48%）
36~40	8/20（40%）	23/48（48%）	8/24（33%）	15/36（42%）	54/128（42%）
> 40	0/4（0%）	8/14（57%）	1/4（25%）	0/3（0%）	9/25（36%）
总计	58/111（52%）	95/169（56%）	36/94（38%）	57/154（37%）	246/528（47%）

表11.8 不同精子来源（睾丸 vs. 附睾）的无精子症的ICSI分娩率（Silber et al. 2015）

年龄（岁）	新鲜梗阻附睾精子	冷冻梗阻附睾精子	新鲜梗阻睾丸精子	新鲜和冷冻非梗阻睾丸精子	总　计
< 30	23/40（58%）	11/28（39%）	6/24（25%）	13/49（27%）	53/141（38%）
30~35	16/47（34%）	40/79（51%）	14/42（33%）	11/66（17%）	81/234（35%）
36~40	3/20（15%）	15/48（31%）	3/24（13%）	10/36（28%）	31/128（24%）
> 40	0/4（0%）	2/14（14%）	0/4（0%）	0/3（0%）	3/25（8%）
总计	42/111（38%）	68/169（40%）	23/94（24%）	34/154（22%）	167/528（32%）

表11.9 Van Weyly et al.（2015）

	MESA, $N = 280$	TESE, $N = 94$	P值
女方年龄，均值（95% CI）	33.3（32.7~33.9）	33.8（32.7~34.8）	0.45
获精量，N（%）			
$< 0.1 \times 10^6$	213（76%）	88（94%）	< 0.001
$0.1 \times 10^6 \sim 1 \times 10^6$	35（13%）	6（6%）	

续　表

	MESA, $N = 280$	TESE, $N = 94$	P 值
$> 0.1 \times 10^6$	32（11%）	0	
新鲜或冷冻精子, N（%）			
新鲜精子	112（40%）	80（85%）	< 0.001
冷冻精子	168（60%）	14（15%）	
获卵子数, 均值（95% CI）	13.9（12.9～14.9）	13.0（11.3～14.6）	0.32
胚胎数量, 均值（95% CI）	6.9（6.4～7.4）	6.3（5.3～7.3）	0.26
平均移植胚胎数（95% CI）	3.4（3.2～3.6）	3.5（3.1～3.8）	0.68
种植率, 均值（95% CI）	0.22（0.19～0.26）	0.15（0.10～0.20）	0.037
临床妊娠, N（%）	132（47%）	29（30%）	0.005
流产, N（%）	23（8%）	6（6%）	0.57
活产, N（%）	109（39%）	23（24%）	0.011
多胎妊娠, N（%）	33（30%）	10（43%）	0.21

表 11.10　**Van Weyly et al.（2015）**

筛选参数	单因素 logistic 分析			多因素 logistic 分析		
	OR 未校正	95% CI	P 值	OR 未校正	95% CI	P 值
MESA vs. TESE	2.00	1.22～3.29	0.01	1.82	1.05～3.67	0.01
女方年龄	0.92	0.88～0.97	< 0.001	0.93	0.90～0.97	0.007
获卵子数	1.07	1.04～1.10	< 0.001	1.06	1.03～1.09	< 0.001
新鲜 vs. 冷冻精子	0.73	0.48～1.11	0.14	0.72	0.43～1.22	0.22

注：没有提示 MESA/TESE 与新鲜或冷冻精子存在相互影响

　　这种术式是基于 20 世纪 70 年代末对精子发生的定量研究[25, 26, 54-56]。对无精子症、少精子症和精子计数正常的男性睾丸组织学检查表明，精液中的精子数量与睾丸中发现的成熟精子细胞数量直接相关。在大量生精小管中，每个小管的平均成熟精子细胞数可以预测精液中的精子数。然而，有趣的是，许多完全无精子患者的睾丸病理中发现了一些成熟的精子细胞（图 11.33～图 11.38）。20 世纪 70 年代末 80 年代初，这些精子发生的定量研究为我们从纯睾丸支持细胞综合征或生精阻滞引起的无精子症男性中提取精子提供了理论依据，但很少有人能将这些精子用于 ICSI。虽然睾丸产生了一些精子，但因产生的精子数量极少，也会使射出精液中完全没有精子。由于生精功能严重降低，根本没有足够的精子可以达到精子进入射出精液中所需精子量的最低阈值。

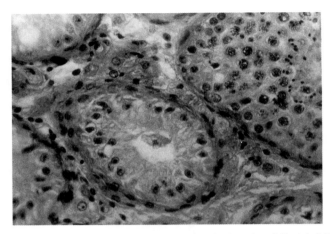

图11.33 睾丸活检的病理切片,FSH增高,仅见支持细胞,偶见有正常精子生成的生精小管。右上侧的小管显示有正常精子发生,但其他小管均仅见支持细胞

（引自：Silber SJ, Johnson L, Verheyen G, et al. Round spermatid injection. Fertil Steril. 2000, 73: 897-900）

不同程度的无精子症

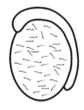
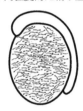
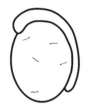

非梗阻性无精子症
(每20个生精小管有
一个小管含有精子)

生精功能正常
(每个生精小管均有精子)

非梗阻性无精子症
(每100个生精小管有
一个小管含有精子)

图11.34 不同程度的无精子症。梗阻性无精子症一般生精功能正常(图正中位置)。对于非梗阻性无精子症,有些比较容易进行睾丸活检取精(如左图所示),也可能比较困难(如右图所示)

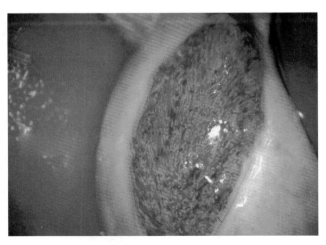

图11.35 非梗阻性无精子症,这个病例是纯睾丸支持细胞综合征(SCO)。注意生精小管非常细,因为里面没有生精细胞

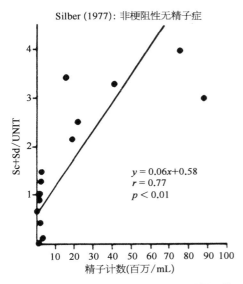

图 11.36 我们最初是在1977年发现非梗阻性无精子症的睾丸内仍存在极少量精子，但直到1994年 ICSI 的应用，才意识到它的影响

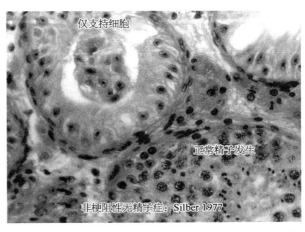

图 11.37 非梗阻性无精子症。一个正常生精的小管，周围环绕着的组织病理均为纯睾丸支持细胞综合征

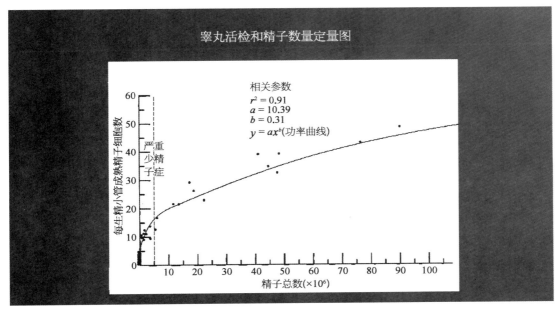

图 11.38 描述睾丸活检和精子数量定量图，之后显示了在组织切片上观察到的生精小管内精子与精液内精子总量的指数关系

因此,重度的少精子症就是无精子症的一个数量上的变异,是很容易用ICSI治疗的。而且,根据患者群体的不同,几乎一半的无精子症患者仍有少量的精子发生(图11.33～图11.38)。然而,精子产生的数量低于可以进入精液中所需最少精子数量的阈值[23]。目前还没有一个合适的方法来预测TESE是否能发现精子(图11.39)。原因是在正常睾丸内每天产生数亿个精子。然而,对于寻找3～15个精子的非梗阻性无精子症患者来说,其精子产量较正常情况出现了百万倍的下降,但仍有可能通过TESE成功检见精子(图11.35～图11.47)。对于非梗阻性无精子症,micro-TESE比睾丸穿刺更具有优势[57-62]。对于非梗阻性无精子症,成功实施TESE是一件从生精细胞和支持细胞的海洋中寻找少量精子的事情(图11.46)。

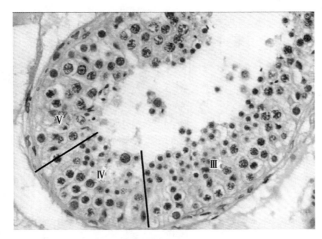

图11.39　生精小管的横截面上,同时存在精子发生的三个不同的阶段,这是人类精子发生的典型而独有的特征。生精小管的任何区域都存在不同生精阶段,这使得对于NOA实施TESE变得更加容易

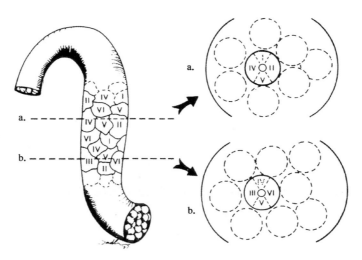

图11.40　人类生精小管内含有不同发育阶段的精子

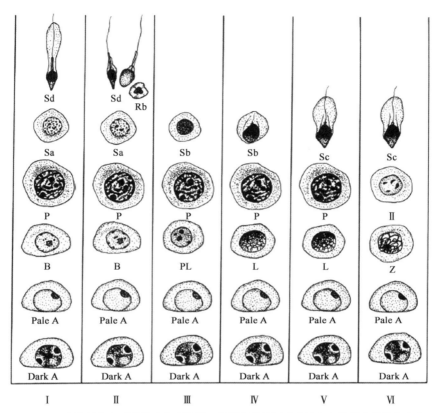

图11.41 人类睾丸生精周期的六个阶段。尽管人类精子形成的各个阶段是非常有序和精确的,但这些阶段在生精小管中的位置是完全混乱的。具有讽刺意味的是,这也使得用TESE变得更容易

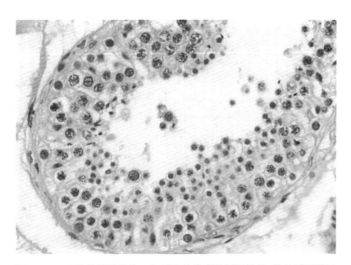

图11.42 正常的精子发生。如果这位患者是梗阻性的,并且需要通过TESE来做ICSI治疗,仅仅需要一个小切口进行取精就可以了,因为你看到的任何地方都会有很多精子

a
b

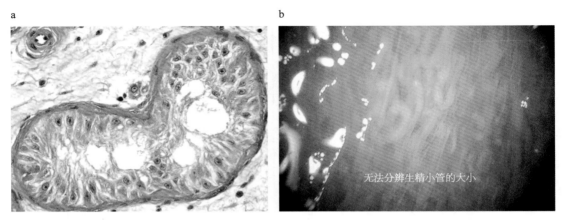

图 11.43 a、b.纯睾丸支持细胞综合征。在这种情况下,必须寻找那些罕见的有精子生成的生精小管。只要在表面寻找,就会发现精子,不必深入解剖

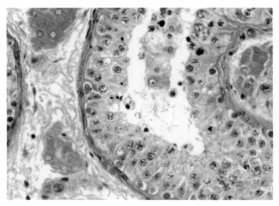

图 11.44 部分生精阻滞。在这种情况下,TESE时所见的生精小管并不细,因为小管内充满了精母细胞和精原细胞。问题是,很少有成熟的精子或精子细胞。所以这些生精小管看起来都是正常的,实际上FSH也是正常的。很少有生精小管有成熟的精子,所以,这被称为"不完全或部分"生精阻滞

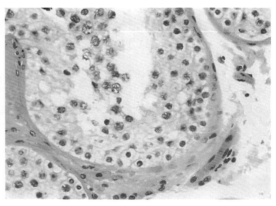

图 11.45 完全生精阻滞。在这种情况下,同样在TESE时,所有的生精小管看起来都像有正常的精子发生。但是睾丸内的任何地方都没有成熟的精子或精子细胞,只有精原细胞和精母细胞

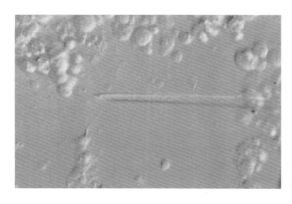

图 11.46 一例生精阻滞的无精子症患者,从TESE获得的精母细胞悬浮液中抓取少见的精子

11.10 关于圆形精子细胞的争论

当我们第一次描述TESE用于非梗阻性无精子症（NOA）时，胚胎学家和妇科医生产生了一些混乱，他们对精子发生一无所知，寻找"圆形精子细胞"进行显微注射，甚至有时欺骗性地宣称取得了成功。这些生殖中心错误地以为他们所注射的是圆形精子细胞，实际上它们是带有突出核仁的支持细胞的细胞核，在霍夫曼光学显微镜下被误认为是顶体囊泡（图11.48，图11.49）。在霍夫曼光学系统下，圆形精子细胞的鉴别是困难的，但在相差显微镜下是容易的。在相差显微镜下，顶体囊泡实际上是发亮的，很容易识别圆形精子细胞（图11.50，图11.51）。每当能不断地发现圆形精子细胞时，有尾巴的长形精子就会被发现。因此，TESE的目的不是错误地试图寻找不成熟的圆形精子细胞，而是要找到数量极少的正常精子，这些精子因为未达到足够数量而无法进入射出的精液中。所以，那些热衷于圆形精子细胞的人实际上正在进行体细胞核的显微注射。他们甚至获得了卵裂（当然任何像这样的显微注射都可能发生）。许多人甚至声称获得了怀孕和活产，但这已被证实是虚假的言论。所以拉里·约翰逊博士和安德烈·范·施泰尔盖姆博士和我对此进行了研究，并将其发表在*Fertility and Sterility*杂志上。我们证实，在人类如果没有有尾巴的长形精子，就很难

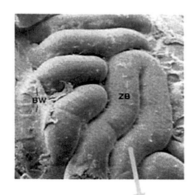

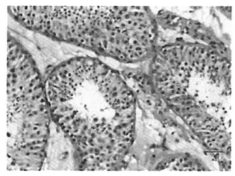

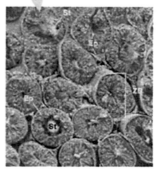

图11.47　原始生精细胞小叶法。这个解剖证实，如果睾丸内任何一个生精小管有正常的原始生精细胞，都可以在生精小管U形改变的表面找到精子

找到圆形精子细胞[63-65]。实际上，一个非常著名的医生在伦敦的HIFA上展示了他的证据，他欺骗性地展示了在一个NOA病例中，一些圆形精子细胞经过培养长出了尾巴。我不得不反驳这个观点，证明这只是Photoshop的再创作。尽管如此，在某些情况下，圆形精子细胞发育停滞，也提示应该识别圆形精子细胞[66]。

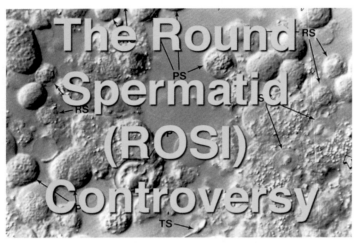

图11.48　关于圆形精子细胞（ROSI）的争论

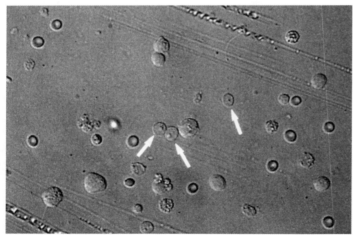

图11.49　这是霍夫曼光学显微镜下的圆形细胞，里面有血细胞、粗线期的精母细胞，箭头所指的是有突出核仁的支持细胞的细胞核，尽管它们是体细胞，但也容易和圆形精子细胞混淆

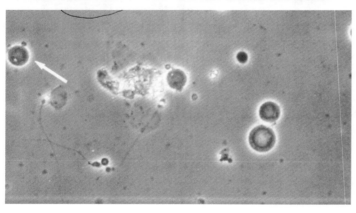

图11.50　在相差显微镜视野下TESE标本里的正常精子细胞，箭头所指的是一个带"发亮"顶体囊泡的典型圆形精子细胞。顶体囊泡是早期圆形精子细胞的典型标志。在正常情况下，如果在TESE标本中发现圆形精子细胞，也应该可以看到成熟的长形精子。然而，即使在相差显微镜下也不是总能看到顶体囊泡，在霍夫曼光学显微镜下就更无法看到了

A

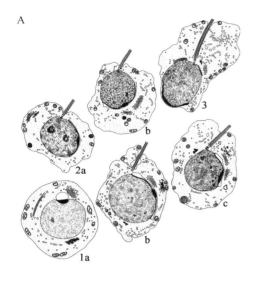

B

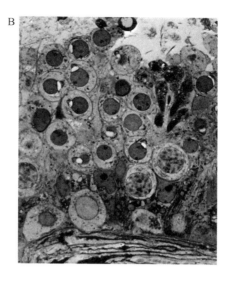

C

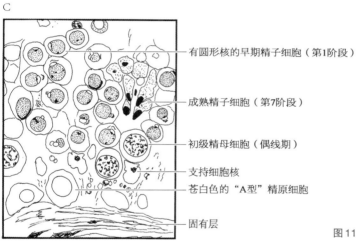

有圆形核的早期精子细胞（第1阶段）

成熟精子细胞（第7阶段）

初级精母细胞（偶线期）

支持细胞核

苍白色的"A型"精原细胞

固有层

图 11.51　A. 第二次减数分裂后精子形成阶段的绘图。在精子尾部形成之前，圆形精子细胞总是能通过突出的顶体囊泡辨认出来（1a）。随着顶体囊泡的消退，尾部开始形成；B. 人类精子发生的电镜组织切片，显示苍白色的"A型"精原细胞、支持细胞核、粗线期精母细胞、带有顶体囊泡的早期圆形精子细胞和带有椭圆形暗染色头的成熟精子细胞；C. 图解说明，描述了参与精子发生的特定细胞（引自：Holstein AF, Roosen-Runge ED, eds. Atlas of Human Spermatogenesis. Berlin: Grosse Verlag, 1981）；D. 精原细胞（红色三角箭头和红色箭头）、初级精母细胞（蓝色三角箭头）、圆形精子细胞（黄色三角箭头）和支持细胞（绿色三角箭头）（引自：Tauaka et al. 2015 various types of spermatogenic cells seen after enzymatic dissociation of seminiferous）

D

精原细胞
（无伪足）

圆形精子细胞
红细胞

精原细胞
（有伪足）

支持细胞

初级精母细胞

20 μm

—————— 11.11　显微外科睾丸取精术：什么是最好的方法? ——————

用于非梗阻性无精子症的睾丸取精术(TESE),最初的术式是粗糙的。通常需要从睾丸内的多个区域进行多次大量的活检,直到找到精子。合理的担心是显而易见的,包括以下几点:① 当只有55%~60%的机会找到精子,如何建议这对夫妇准备IVF和ICSI(包括所有对女性的要求)? ② 能预测哪些患者会成功取到精子,哪些不会,所以可以建议谁应该还是不应该做这个手术吗? ③ 由于睾丸严重受损,如何保证这对夫妇能够在未来的周期内进行多次重复手术,并成功地取出精子? ④ 有没有可能把从TESE术中获得的精子简单地冷冻保存而不影响结果,从而避免女性取卵周期内没有可用的精子。

然而很明显,对于梗阻性无精子症,冻融睾丸精子可获得良好的结果,而对于非梗阻性无精子症,冻融睾丸精子不能获得和新鲜精子相同可靠的结果。因此,我们的两个主要目标是明确的:① 之前的诊断性活检或任何其他检查是否能预测睾丸取精的成功或失败; ② 是否可以有一种TESE技术,相对无痛且不会影响未来新鲜精子的再次获取。在85%的患者中,可以通过先做一个小的诊断性睾丸活检来预测睾丸取精手术找到精子的可能性,但在15%的患者中,先做一个小的诊断性睾丸活检是无法预测的[58-60]。我们解决这一难题的办法是采用显微外科的方法进行TESE。然而,我们必须警告的是,有些显微外科的方法被称为"显微解剖(microdissection)",这种方法非常有破坏性,不像我们精原干细胞解剖小叶法那样安全可靠。

对于非梗阻性无精子症,在被认为没有精子发生的男性的睾丸活检中偶然可以发现成熟的精子细胞(图11.33)。睾丸活检中每个生精小管必须至少检见3个成熟精子细胞,精子才有可能进入射出精液中。超过50%的生精功能衰竭的无精子症患者仍有微小生精灶,其数量不足以将精子输送到射出精液中。当精子发生超过每小管3个成熟精子细胞时,就会有精子"溢出"进入患者射出的精液中,然后出现重度少精子症,而不是无精子症。

为了TESE能找到足够的精子,通常要在睾丸的每个区域进行广泛的多次活检[58,59]。这可以导致大量的睾丸损伤,甚至可能限制"成功"的患者仅能尝试一次[58,59]。一些人试图通过睾丸穿刺而不是开放活检来减少损伤,以获得用于ICSI的精子[60]。然而,对照研究表明,对于生精功能很差的非梗阻性无精子症的困难病例,与开放活检相比,睾丸穿刺更不可能发现可用于ICSI的偶见的生精灶[61,62]。此外,正如我们在本章前几节所述,穿刺睾丸中心可导致生精小管梗阻和血管损伤。

我们研究了男性无精子症患者精子发生的分布,并概述了一种使组织损失和疼痛最小化并使TESE可在无限周期内易于重复的显微外科睾丸取精技术。对精子发生分布的认识和显微外科技术的应用有助于防止睾丸损伤和术后疼痛,使多次重复的TESE手术安全可靠[23,24]。我所说的"显微外科TESE",并不是指"显微解剖",显微解剖只是试图切除少量组织,但实际上它大范围地严重地影响了睾丸血供,进而破坏了大量的睾丸组织。

关于睾丸精子、成熟精子细胞和圆形精子细胞有很多不必要的混淆。例如,精子的尾部在组织学上很少见到,只有较厚的精子头部在薄切片上可以看到。通常只有椭圆形的头部能在组织切片中观察到。TESE获得的成熟的精子细胞在外观上与精子没有区别。此外,对于在TESE找不到精子的情况,解决方案很少是寻找"圆形精子细胞"[63,64]。在没有成熟精子细胞的情况下,我们很少能看到人的圆形精子细胞,在TESE时这些成熟精子细胞通常看起来就像是精子(图11.51)[63-65]。然而,在某些情况下,可能在圆形精子细胞期出现发育停滞,因此,能够识别圆形精子细胞是很重要的(图11.51B)[66]。

11.12　显微外科睾丸取精术的最佳方法

所有显微手术都是在局部麻醉下进行的,这包括精索阻滞麻醉和阴囊切口位置的局部浸润麻醉,手术完全无痛。实际上,现在我们在局麻药中联合使用罗哌卡因、吗啡和酮咯酸的混合剂,即使几天后也不会出现疼痛。对男性来讲,这确实是一个无痛的手术。打开睾丸鞘膜,显露睾丸。然后使用放大倍数为16~40倍的手术显微镜。有时在纯睾丸支持细胞综合征,在大量的非常细且呈"丝状"小管中可以观察到粗大的小管,只要在显微镜下切取单个粗大的小管,就能找到精子。然而,看上去粗一些的小管中也经常没有精子,为了找到精子而不停地去寻找一些更粗大的小管,仍有可能什么也没有找到。然而,在生精阻滞时,所有的生精小管都是正常大小,就像有正常的生精功能一样。因此需要一种更好的方法对睾丸内所有的小管进行取样。我把这种方法叫精原干细胞解剖小叶法。

如有必要,可以切除大块组织(切除睾丸表面组织的总量不会大于采用传统"盲法"TESE术式所切除的),这不会影响睾丸血供或造成睾丸压迫性萎缩。但重要的是,不要深入"解剖"睾丸实质,因为这会造成血供阻断和纤维化。停留在睾丸表面是至关重要的,所有对小叶的解剖必须在表面取样。如果小叶中有一处单独局灶精原干细胞,那么精子就会在睾丸表面被发现。由于在解剖结构上生精小管呈U形环状,任何少见的精原干细胞在小叶中的位置都是一样的。因此所有生精小叶都可以在表面切取。

用显微双极电凝仔细止血后,用9-0尼龙线间断缝合关闭白膜(图11.52,图11.53),这可以防止睾丸内压力的增加,很少引起疼痛,未来也不会出现睾丸萎缩。用这种TESE术式治疗非梗阻性无精子症,精子获得率高达60%。即使在显微外科手术中需要切除相对较多的组织,由于血供没有阻断,所有切除的组织都是在表面,微小出血被仔细地止血,9-0尼龙线间断关闭白膜,不会造成睾丸内压增高而累及白膜,因此造成的损伤是很小的(图11.52~图11.59)。睾丸白膜弧形纵向切口,可以充分暴露所有生精小管,且损伤风险较小。这种方法不会导致睾丸损伤且疼痛最小。

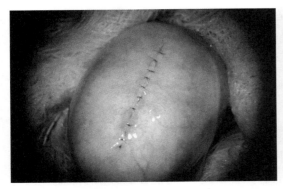

图 11.52 显微外科睾丸取精术后，在显微镜下关闭睾丸白膜不会导致睾丸内压增高，也不会导致以后睾丸功能丧失

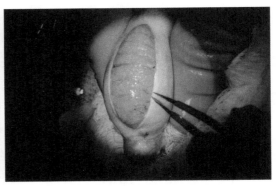

图 11.53 在手术显微镜下实施 TESE，睾丸上单一的大切口，这使得睾丸的损伤最小，术后几乎没有疼痛，并且能够分析每一个特定的生精小管内是否存在精子发生

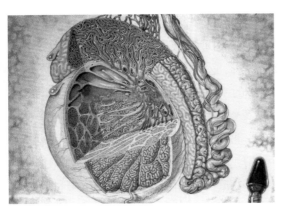

图 11.54 对 NOA 实施 TESE：取样每个小叶，在任何一个地方如果出现单独局灶精原干细胞，那么就会在睾丸表面的生精小管 U 形弯曲处表面找到精子

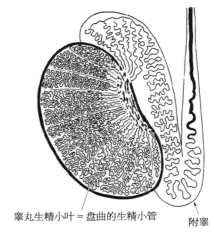

睾丸生精小叶 = 盘曲的生精小管　　　附睾

图 11.55 显示了所有的生精小管是如何向外盘曲分布的

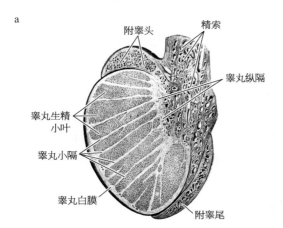

a
附睾头　　精索
睾丸纵隔
睾丸生精
小叶
睾丸小隔
睾丸白膜
附睾尾

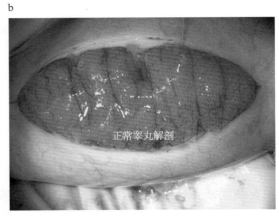

b
正常睾丸解剖

图 11.56 小叶的解剖。a. 睾丸的侧切面显示了如何只在表面就可以对每个生精小叶进行取样；b. 白膜的纵向切口最大限度地暴露了所有生精小叶的表面，且不会损伤血供

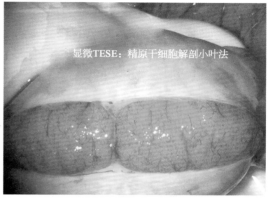

图11.57　显微外科TESE：精原干细胞解剖小叶法。你可以看到每个生精小叶的间隔。只停留在表面，对睾丸没有损伤

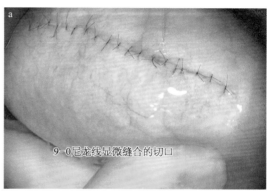

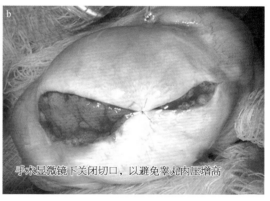

图11.58　手术显微镜下用9-0尼龙线关闭切口。在完全止血后，通过显微手术关闭白膜的大切口，这将不会使睾丸内压增高，否则可能导致疼痛和压迫性睾丸萎缩。a、b. 在显微双极电凝止血和肝素盐水脉冲式冲洗后，用9-0尼龙线间断关闭白膜切口；c. 完全关闭白膜，这种方法使得在TESE过程中不会造成睾丸损伤

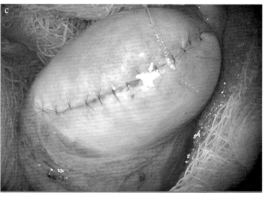

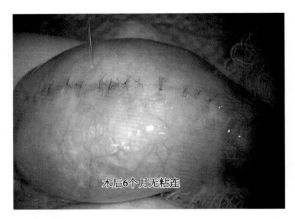

图11.59　术后6个月无粘连。这是和图11.58相同的睾丸。注意：没有粘连或其他损伤

我们的直接定位为非梗阻性无精子症的精子发生是散在性而非区域性分布提供了证据[23,25,26]。此外，通过观察相邻睾丸组织小叶证实了极少量精子生成的变化性，解释了为什么单一随机活检可能获得精子，也可能无法获得精子，以及为什么对于非梗阻性无精子症，用针盲穿获取少量组织找精子的方式成功率很低。

在诸如"显微解剖"等有过度侵袭性的TESE手术中，可以观察到令人担忧的睾丸功能受损，这些要么是由于直接影响到了生精小管的微循环，要么是由于在封闭的白膜内少量出血引起的睾丸内压增高。白膜是一种延展性差的外壳。少量的睾丸内出血可以导致睾丸内压显著增高。在TESE进行传统的睾丸多点活检取样时，任何人都很容易观察到这一点。此外，在传统的TESE术式，关闭活检切口使用常规的非显微外科缝线，连续而非间断缝合，会进一步使睾丸体积减小，从而增加睾丸内压。

必须指出的是，最近流行的"显微解剖"技术，尽管是显微外科技术，但具有讽刺意味的是，其破坏性非常大。原因是深入解剖睾丸组织不可避免地会产生破坏性，且比只停留在睾丸表面对每个生精小叶的外周进行取样的方法并没有更高的获精率。

即使睾丸最小的男性，如染色体XXY的克兰费尔特综合征或XO/XY男性（特纳综合征），睾丸内也经常有生精正常的微小生精灶。在完全异常的睾丸中出现这样的小管，是因为这些异常性染色体与罕见的正常XY染色体是嵌合的，即使外周核型没有表现出嵌合（图11.60～图11.65）。值得注意的是，与预期相反的是，大多数染色体XXY或XO/XY男性，睾

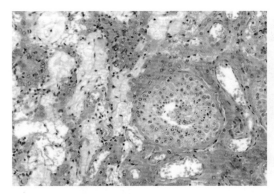

图11.60　克兰费尔特综合征。实施TESE发现微小生精灶，仅有一根有正常生精功能的小管

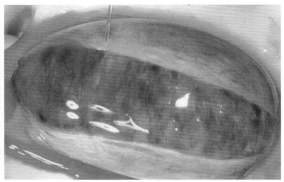

图11.61　克兰费尔特综合征患者的睾丸。对这么小的睾丸实施TESE，显示没有正常解剖结构，大量黄色的组织是间质细胞

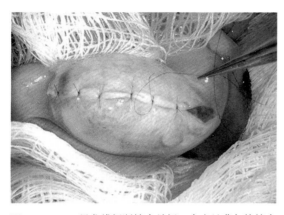

图11.62 9-0尼龙线间断缝合关闭一个克兰费尔特综合征患者的小睾丸。对于这么小的睾丸，用9-0尼龙线间断精确完美地关闭切口是很重要的，可以使损伤最小

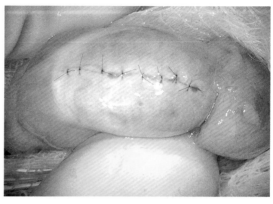

图11.63 在手术医生手指间的是一个克兰费尔特综合征患者的小睾丸，术中成功找到精子，患者现在已有两个孩子

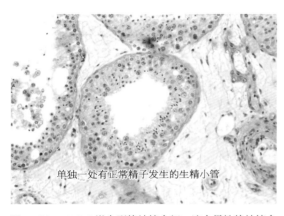

单独一处有正常精子发生的生精小管

图11.64 XY/XO嵌合型特纳综合征。这个男性特纳综合征与XXY克兰费尔特综合征TESE检见非常相似，通常存在一个有正常生精小管的微小生精灶

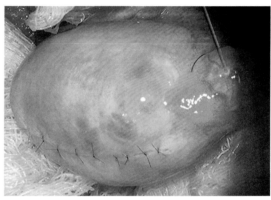

图11.65 XO/XY男性特纳综合征TESE检见精子，术中显微缝合切口，现在患者已经有两个孩子。该患者睾丸上有一个非常精致用9-0尼龙线关闭的白膜切口

丸内都有一些生精灶，并且易于实施显微外科TESE。但是这些睾丸太小了，所以没有损伤是至关重要的。

（周梁　陈向锋　译，彭靖　审校）

参考文献

[1] Mosher W (1987) Infertility: why business is booming. Am Demogr 9: 42-43

[2] Mosher WD (1985) Fecundity and infertility in the United States 1965-1982. Adv Data 1: 1

[3] Hull MGR, Glazener CMA, Kelly MJ, et al (1985) Population study of causes treatment and outcome of infertility. Br Med J 291: 1693-1697

[4] Silber SJ (1999) Vasectomy. In: Knobil E (ed) Encyclopedia of reproduction, vol 4. Academic Press, San Diego/London/Boston/New York/Sydney/Tokyo/Toronto, pp 977-985

[5] Silber SJ (1989) Pregnancy after vasovasostomy for vasectomy reversal: a study of factors affecting long-term return of fertility in 282 patients followed for 10 years. Hum Reprod 4: 318−322

[6] Silber SJ (1989) Results of microsurgical vasoepididymostomy: role of epididymis in Evaluation and Treatment of Male Infertility 885 sperm maturation. Hum Reprod 4: 298−303

[7] Silber SJ (1979) Microsurgery. Williams & Wilkins and Waverly Press Inc, Baltimore, MD

[8] Silber SJ (1984) Reproductive infertility microsurgery in the male and female. Williams & Wilkins and Waverly Press Inc, Baltimore, MD

[9] Silber SJ (1978) Microscopic vasoepididymostomy: specific microanastomosis to the epididymal tubule. Fertil Steril 30: 565−571

[10] Silber SJ (1976) Microscopic technique for reversal of vasectomy. Surg Gynecol Obstet 143: 630−631

[11] Silber SJ (1977) Perfect anatomical reconstruction of vas deferens with a new microscopic surgical technique. Fertil Steril 28: 72−77

[12] Silber SJ (1977) Microscopic vasectomy reversal. Fertil Steril 28: 1191−1202

[13] Silber SJ (1978) Vasectomy and vasectomy reversal. Mod Trends 29: 125−140

[14] Silber SJ (1977) Sperm granuloma and reversibility of vasectomy. Lancet 2: 588−589

[15] Silber SJ (1980) Vasoepididymostomy to the head of the epididymis: recovery of normal spermatozoal motility. Fertil Steril 34: 149−154

[16] Silber SJ (1979) Epididymal extravasation following vasectomy as a cause for failure of vasectomy reversal. Fertil Steril 31: 309−316

[17] Silber SJ (1980) Ejaculatory duct obstruction. J Urol 124: 294−297

[18] Silber SJ, Nagy Z, Devroey P, et al (1997) The effect of female age and ovarian reserve on pregnancy rate in male infertility: treatment of azoospermia with sperm retrieval and intracytoplasmic sperm injection. Hum Reprod 12: 2693−2700

[19] Silber SJ (1998) Intracytoplasmic sperm injection (ICSI) today: a personal review. Hum Reprod 13: 208−218

[20] Silber SJ (1990) Congenital absence of the vas deferens. N Engl J Med 323: 1788−1792

[21] Silber SJ, Van Steirteghem A, Nagy Z, et al (1996) Normal pregnancies resulting from testicular sperm extraction and intracytoplasmic sperm injection for azoospermia due to maturation arrest. Fertil Steril 66: 110−117

[22] DeKretser DM, Burger HG, Hudson B (1974) The relationship between germinal cells and serum FSH levels in males with infertility. J Clin Endocrinol Metab 38: 787

[23] Silber SJ, Nagy Z, Devroey P, et al (1997) Distribution of spermatogenesis in the testicles of azoospermic men: the presence or absence of spermatids in the testes of men with germinal failure. Hum Reprod 12: 2422−2428

[24] Silber SJ (2000) Microsurgical testicular sperm extraction and the distribution of spermatogenesis in non-obstructive azoospermia. Hum Reprod 15(11): 2278−2284

[25] Silber SJ, Rodriguez-Rigau LJ (1981) Quantitative analysis of testicle biopsy: determination of partial obstruction and prediction of sperm count after surgery for obstruction. Fertil Steril 36: 480−485

[26] Silber SJ, Patrizio P, Asch RH (1990) Quantitative evaluation of spermatogenesis by testicular histology in men with congenital absence of the vas deferens undergoing epididymal sperm aspiration. Hum Reprod 5: 89−93

[27] Charny CW (1940) Testicular biopsy: its value in male sterility. JAMA 115: 1429

[28] Nelson WO (1953) Interpretation of testicular biopsy. JAMA 151: 1449

[29] Mannion RA, Cottrell TLC (1961) Correlation between testicular biopsy and sperm count. J Urol 85: 953

[30] Albert A (1961) The mammalian testis. In: Young WC (ed) Sex and secretions, 3rd edn. Williams & Wilkins, Baltimore, MD, pp 305−365

[31] Heller CG, Clermont Y (1964) Kinetics of the germinal epithelium in man. Recent Prog Horm Res 20: 545

[32] Silber SJ (1978) Vasectomy and its microsurgical reversal. Urol Clin North Am 5: 573−584

[33] Shapiro EI, Silber SJ (1979) Open-ended vasectomy, sperm granuloma, and postvasectomy orchialgia. Fertil Steril 32: 546−550

[34] Devroey P, Silber S, Nagy Z, et al (1995) Ongoing pregnancies and birth after intracytoplasmic sperm injection with frozen — thawed epididymal spermatozoa. Hum Reprod 10: 903−906

[35] Silber SJ, Devroey P, Tournaye H, et al (1995) Fertilizing capacity of epididymal and testicular sperm using intracytoplasmic injection (ICSI). Reprod Fertil Dev 7: 281−293

[36] Silber SJ, Galle J, Friend D (1977) Microscopic vasovasostomy and spermatogenesis. J Urol 117: 299

[37] Silber SJ, Crudop J (1973) Kidney transplantation in inbred rats. Am J Surg 125: 551

[38] Silber SJ, Crudop J (1974) A three kidney rat model. Invest Urol 11: 466

[39] Silber SJ, Malvin RL (1974) Compensatory and obligatory renal growth in rats. Am J Physiol 226: 114

[40] Silber SJ (1976) Growth of baby kidneys transplanted into adults. Arch Surg 111: 75−77

[41] Silber SJ (1975) Transplantation of rat kidneys with acute tubular necrosis into saltloaded and normal recipients. Surgery 77: 487

[42] Silber SJ (1976) Successful autotransplantation of an intra-abdominal testicle to the scrotum using microvascular anastomosis. J Urol 115: 452

[43] Silber SJ (1974) Compensatory and obligatory renal growth in babies and adults. Aust N Z J Surg 44: 421

[44] Silber SJ (1980) Reversal of vasectomy in the treatment of male infertility. J Androl 1: 261

[45] Silber SJ (1981) Reversal of vasectomy in the treatment of male infertility: role of microsurgery, vasoepididymostomy, and pressure-induced changes of vasectomy. Urol Clin North Am 8: 53

[46] Silber SJ, Grotjan HE (2004) Microscopic vasectomy reversal 30 years later: a summary of 4010 cases by the same surgeon. J Androl 25: 845−859

[47] Chillon M, Casals T, Mercier B, et al (1995) Mutations in the cystic fibrosis gene in patients with congenital absence of the vas deferens. N Engl J Med 332: 1475−1480

[48] Silber SJ, Nagy ZP, Liu J, et al (1994) Conventional in-vitro fertilization versus intracytoplasmic sperm injection for patients requiring microsurgical sperm aspiration. Hum Reprod 9: 1705−1709

[49] Silber SJ, Van Steirteghem AC, Liu J, et al (1995) High fertilization and pregnancy rate after intracytoplasmic sperm injection with spermatozoa obtained from testicle biopsy. Hum Reprod 10: 148−152

[50] Tournaye H, Devroey P, Liu J, et al (1994) Microsurgical epididymal sperm aspiration and intracytoplasmic sperm injection: a new effective approach to infertility as a result of congenital bilateral absence of the vas deferens. Fertil Steril 61: 1045−1051

[51] Silber SJ, Ord T, Balmaceda J, Patrizio P, Asch RH (1990) Congenital absence of the vas deferens. The fertilizing capacity of human epididymal sperm. N Engl J Med 323: 1788−1792

[52] Silber SJ, Nagy Z, Liu J, et al (1995) The use of epididymal and testicular spermatozoa for intracytoplasmic sperm injection: the genetic implications for male infertility. Hum Reprod 10: 2031−2043

[53] Devroey P, Liu J, Nagy Z, et al (1995) Pregnancies after testicular sperm extraction and intracytoplasmic sperm injection in nonobstructive azoospermia. Hum Reprod 10: 1457−1460

[54] Steinberger E, Tjioe DY (1968) A method for quantitative analysis of human seminiferous epithelium. Fertil Steril 19: 959−961

[55] Zukerman Z, Rodriguez-Rigau L, Weiss DB, et al (1978) Quantitative analysis of the seminiferous epithelium in human testicle biopsies and the relation to spermatogenesis to sperm density. Fertil Steril 30: 448−455

[56] Clermont Y (1972) Kinetics of spermatogenesis in mammals: Seminiferous epithelium cycles in spermatogonial renewal. Physiol Rev 52: 198−236

[57] Baker HWG (1993) Management of immunological infertility and an approach to clinical andrology. Berger HG, Oshima H (eds). Serona Symp Rev 29: 105−110

[58] Tournaye H, Liu J, Nagy Z, et al (1996) Correlation between testicular histology and outcome after intracytoplasmic sperm injection using testicular spermatozoa. Hum Reprod 11: 127−132

[59] Tournaye H, Verheyen G, Nagy P, et al (1997) Are there any predictive factors for successful testicular sperm recovery in azoospermic patients? Hum Reprod 12: 80−86

[60] Craft I, Tsirigotis M, Courtauld E, et al (1997) Testicular needle aspiration as an alternative to biopsy for the assessment of spermatogenesis. Hum Reprod 12: 1483−1487

[61] Friedler S, Raziel A, Strassburger D, et al (1997) Testicular sperm retrieval by percutaneous five needle sperm aspiration compared with testicular sperm extraction by open biopsy in men with non-obstructive azoospermia. Hum Reprod 12: 1488−1491

[62] Rosenlund B, Kvist V, Ploen L, et al (1998) A comparison between open and percutaneous needle biopsies in men with azoospermia. Hum Reprod 13: 1266−1271

[63] Silber SJ, Johnson L (1998) Are spermatid injections of any clinical value? ROSNI and ROSI revisited. Hum Reprod 13: 509−523

[64] Silber SJ, Johnson L, Verheyen G, et al (2000) Round spermatid injection. Fertil Steril 73: 897−900

[65] Holstein AF, Roosen-Runge ED (eds) (1981) Atlas of human spermatogenesis. Grosse Verlag, Berlin

[66] Tanaka A, Nagayoshi M, Takemoto Y, et al (2015) Fourteen babies born after round spermatid injection into human oocytes. Proc Natl Acad Sci USA 112: 14629−14634

12 | 不育男性及其 ICSI 后代的核型分析

12.1　染色体核型分析

一份由 Van Assche 回顾的新生儿群体大样本核型分析结果的总结性文章已经发表，目的是确定染色体异常在多大程度上有助于无精子症的诊断。结果显示，正常新生儿中平衡易位的发生率为 0.25%。对接受核型分析的 7 876 例不育男性进行的综述显示，平衡易位的发生率为 1.3%，平衡易位率是正常新生儿群体的 4 倍多。当这项分析仅限于少精子症患者（即精子数低于 $2 \times 10^7/mL$）时，在 3% 的患者中发现了某种常染色体异常，要么是罗伯逊易位，要么是平衡相互易位，要么则是平衡倒置或其他异常。在无精子症男性患者中，这些易位的发生率低于严重少精子症患者，但仍高于 1%。而性染色体异常，如克兰费尔特综合征，则可见于 5% 以上的无精子症男性和 1.6% 的少精子症男性。众所周知，克兰费尔特综合征（XXY 型）在新生儿中的发病率为 1/1 000（0.1%）。如果 0.5% 的男性患有无精子症，那么预计 5% 的无精子症男性会有 XXY 型克兰费尔特综合征。

荷兰语自由大学的 ICSI 发起人仔细研究和报告了利用 ICSI 技术出生的首批 1 987 例儿童的细胞遗传学和儿科随访结果。在 1 082 例 ICSI 妊娠的核型中，9 例（0.83%）存在性染色体异常，其中包括 45X（特纳综合征），47XXY（克兰费尔特综合征），47XXX 的嵌合体及 47XYY。这是一个非常低的概率，但仍然是新生儿性染色体异常预期概率（0.19%）的 4 倍。在这 1 082 例儿童中，4 例（0.36%）有新发的平衡易位或倒置（表 12.1）。这些儿童看上去是正常的，但这种新发平衡易位的发生率是正常新生儿人群预期发生率（0.07%）的 5 倍。这被认为并非是 ICSI 技术操作导致的，而是严重少精子症的性质决定的。最终，10 例（0.92%）易位遗传自不育症男性，虽然这 10 例中有 9 例发生的是正常新生儿的平衡易位，但有 1 例（0.09%）发生不平衡易位而被终止妊娠。在接受了 ICSI 的不育症患者的后代中，这种细胞遗传学上可识别的染色体异常的发生率是非常低的，但远远高于正常新生儿群体的预期水平。

表 12.1　**ICSI 后代与对照人群的染色体异常比较（Silber et al. 2012）**

染色体异常类型	ICSI 后代（1 586 例）	自然妊娠（56 952 例）	自然妊娠（34 910 例）	> 35 岁女性羊膜穿刺
新发突变	（25）1.58%	0.45%		0.87%
性染色体	（10）0.63%	0.19%	0.23%	0.27%
常染色体	（15）0.95%	0.26%	0.61%	0.60%
数值	（8）0.50%	0.14%		0.33%
易位（新发）	（7）0.44%	0.11%		0.19%
传递异常	（22）1.39%	0.47%		0.33%
平衡易位	（21）1.32%	0.45%		0.27%
不平衡易位	（1）0.06%	0.023%		0.07%
总计	（47）2.96%	0.92%	0.84%	

　　由于大约 2% 的少精子症男性有染色体易位（相比之下，对照人群则为 0.25%），因此，通过 ICSI 技术诞生的后代会从他们的父亲那里遗传这种易位也就不足为奇了。令人欣慰的是，这种遗传易位只有 10% 是不平衡易位，而 90% 是平衡易位。如果父系染色体易位的不平衡传递被终止妊娠，那就提示 ICSI 后代的不平衡易位发生率仅为 0.1%。然而，其他 9 例（0.83%）以平衡方式传递的易位所诞生的看似"正常"的子代很可能与他们的父亲有着相同的潜在不育缺陷。

　　因此，经过细致的产前诊断和核型分析，我们可以预测，在第一批 1 082 例通过 ICSI 诞生的后代中，几乎 2% 未来（基于严格的细胞遗传学研究）将是不育的，这是正常新生儿预期不育率的 5 倍多。然而，对这些后代的核型进行研究，结果令人欣慰，而不是担忧。通过 ICSI 诞生的小儿的先天性畸形的发生率（2.3%）并不高于所研究的任何正常人群。即使在所报道的克兰费尔特综合征的 ICSI 后代中，患儿的染色体也是正常的。常染色体非整倍体的发生率也不高于从母体年龄可预测的发生率。性染色体非整倍体率（0.83%）也不是很高，虽然明显高于正常。因此，基于 ICSI 后代的细胞遗传学和儿科随访的证据是令人欣慰的，尽管在极少数患者中可能发生不育和性染色体疾病。

12.2　克兰费尔特综合征

　　克兰费尔特综合征（47, XXY）在一般男性人群中发生率为 1 : 1 000。此病有非常广泛的表型谱，但所有的克兰费尔特综合征男性患者都有睾丸生精功能障碍和雄激素的内分泌功能失调。这种广泛的表型最有可能的原因是嵌合体，正如特纳综合征一样。如果男性化延迟或在青春期的预期时间内缺失（典型的克兰费尔特综合征中最严重的病例），可转诊到小儿内分泌科,诊断后可立即启动睾酮治疗。或者,十几岁的男孩正常男性化,但在体检中发现睾丸小于正常而被诊断,这些男孩仍存在一些精子发生。

然而,大多数克兰费尔特综合征的男性患者仅在不育评估时才被发现(或是他们的母亲产检时被诊断)。在青春期会因完全男性化而未检测,他们除了不育一切都是正常的。通常,他们的性欲和勃起功能是正常的。因此,虽然人们普遍认为所有的克兰费尔特综合征的男性都会有类似宦官的生活习惯,但这显然是错误的。他们的表型外观取决于睾酮的产生,而他们没有其他可辨别的表型异常。

绝大多数非嵌合体克兰费尔特综合征的男性都是无精子的。所有的患者都会有FSH和LH升高,反映的是由于精子的发生和睾酮的产生受损所引起的垂体激素代偿性分泌。雌二醇/睾酮比例的相对增加可能导致男性乳房发育的出现。由于他们通过常规的核型分析不能找到正常嵌合的XY染色体,他们可以产生很少但完全正常的精子。特纳综合征拥有XO核型的女孩并不总是缺失X染色体,但男孩总是缺少Y染色体。虽然有一种可怕的假设认为克兰费尔特综合征患者的ICSI后代可能表现出染色体数目的异常,但没有文献报道过非整倍体的后代。那是因为这些患者可能存在一些46, XY精原细胞灶,反映出性腺嵌合的存在。因此,47, XXY染色体的男性在ICSI的帮助下可以成为生物学上的父亲并获得正常的子代。当然也可能成为具有XO/XY核型的特纳综合征男性。这些男性身材矮小但都正常,他们行TESE时在睾丸中可发现正常的精子(像XXY男性那样)。

虽然7%~15%的无精子症患者性染色体异常,1%~2%的患者常染色体异常,但无精子症最常见的核型还是正常的。然而,对X和Y染色体的分子研究揭示,可观察到的染色体核型数目的异常仅仅是冰山一角。甚至少精子症中的精子数量很可能是遗传所决定的。但人们必须超越核型分析来检测男性不育症的大多数遗传病因。我们将在下一章讨论这个问题[1-4]。

(董治龙　译,陆金春　审校)

参考文献

[1] Van Assche EV, Bonduelle M, Tournaye H, et al (1996) Cytogenetics of infertile men. Hum Reprod 11: 1–26

[2] Bonduelle M, Legein J, Derde MP, et al (1995) Comparative follow-up study of 130 children born after ICSI and 130 children after IVF. Hum Reprod 10: 3327–3331

[3] Bonduelle M, Willikens J, Buysse A, et al (1996) Perspective study of 877 children born after intracytoplasmic sperm injection with ejaculated, epididymal, and testicular spermatozoa, and after replaced of cryopreserved embryos obtained after ICSI. Hum Reprod 11: 131–159

[4] Sun C, Skaletsky H, Birren B, et al (1999) An azoospermic man with a de novo point mutation in the Y-chromosomal gene USP9Y. Nat Genet 23: 429–432

13 | 精子捐献

过去，如果丈夫射出的精液中没有精子，唯一的解决方法是妻子用供精进行人工授精。随着 ICSI 技术的发展，现在很少有夫妻需要考虑供精，因为绝大多数以前生育无望的男性不育症患者现在可以通过 ICSI 获得成功的治疗。大多数 ICSI 治疗失败的男性不育症，原因在于妻子的卵子而非精子。但是仍有少数情况，是 TESE-ICSI 中没有发现精子或精子完全异常。因此，对供精的需求可能已经减少，但是一些夫妇仍然会有这种需要。本章旨在解释没有其他选择的夫妇使用供精的过程。

从某种意义上说，使用捐赠者的精子与领养没有什么不同。简单来说就是领养精子。你是在更早的阶段（妊娠前）领养了孩子。对于睾丸里也没有精子的少数夫妻而言，使用精心挑选的匿名捐献者的精子是最为现实和明智的解决方案。与传统领养相比，使用供体精子或卵子（甚至供精和供卵）在亲子关系和孩子发育方面具有巨大优势，且不说费用更低。

13.1　这是我的孩子吗？

关于孩子的个性和能力源自何处，环境或基因的争论一直很激烈。在咨询了数百名曾使用捐赠精子并在过去的 30 年内看到结果的夫妇，并对来自哈佛和伊普西兰蒂早期儿童项目的儿童早期发育进行了广泛研究，我的一些明确观点可能会帮助那些面临是否使用供精（或供卵）问题的夫妇。显然，在情感上最好是尽可能使用丈夫的精子来获得他们自己的遗传学上的婴儿。但是，如果没有这样的解决方案，请注意以下几点，并认真考虑。

即使普通人群的离婚率超过 50%，选择供精的夫妇离婚率低于 1%。这不是因为选择供精生育宝宝的决定保住了婚姻，而是选择这一方式的夫妇关系牢固且有良好的沟通基础。在棘手问题上交流能力有任何缺陷或弱点的夫妇通常不会选择供精。确实使用供精的夫妇是婚姻特别牢固的群体。他们能够应对潜在的分歧并达成共识，并使双方快乐。因此，如果一对夫妇决定使用供精，这是一个很好的信号，表明婚姻将保持稳固。

夫妻会经常问如果基因一半来自母亲，一半来自一个陌生人，孩子将会怎样。他们通常会说："嗯，至少我们走这条路而非领养，婴儿的一半是我们的。"这是不接受供精的重要原因。我观察到当丈夫和妻子都接受婴儿100%是他们的，并且认为遗传贡献没有意义时，那么父亲和婴儿的亲子关系是完全正常的。

尽管在某些圈子中有争议性观点，认为孩子的个性、智力和运动能力基本上通过基因来传递，父母的抚养只有部分贡献，但来自大多数采用供精和供卵的夫妇及早期儿童教育项目的证据都强烈驳斥了这一惯常持有的遗传偏见。实际上，孩子的个性、智力，甚至是运动技能（尽管不是大小、头发颜色、眼睛颜色或身材）与他或她在最初的几年被养育的方式相关。

一岁半的孩子在很多方面像鹦鹉一样。他们通过模仿周围看到的东西来学习。在一岁半左右，个人身份感使个性趋于清晰，这时语言技能开始形成。非遗传后代模仿他或她养父的方式，无论其基因来源，有时使其父母感到震惊。再次令他们大吃一惊的是，友好的邻居（对孩子的遗传来源一无所知）赞赏地评论孩子如何像他的父亲。选择供精的夫妇中，大多数时候父亲与婴儿之间的纽带与他自己的"遗传学"孩子相比没有什么不同。

有趣的是，当丈夫声称他的妻子因与其他男子外遇而怀孕，他妻子生的孩子不是他的，法院在判决案件时也采取了类似的观点。法院定义的父亲是与该妇女同住，并不十分关心谁的精子使母亲受精（当然，法院有不同的议程，因为他们的主要关注点是安排一个负责任的父亲来应对孩子未来照料的财务安排）。尽管如此，有趣的是，官方法律观点与儿童早期发展的最新研究并不矛盾。

的确，我们所有人都目睹了2岁孩子的个性、智慧和技能水平在很多情况下可以预示该孩子最终成年后的表现，这一观察无疑使许多人得出结论：这都是遗传的。这种观点甚至在自然生育的父母（不需要任何不育治疗）中得到了进一步的增强。他们以一种或另一方式对孩子的情况不满意。即使可能是"他们自己遗传基因的孩子"，他们也将结果归咎于"基因"，觉得孩子只是不幸得到了父母最糟糕的基因，因为这样他们就不用愧疚于自己没有在养育孩子时付出努力。让遗传学承担孩子表现不佳的责任具有巨大的吸引力。这些错误的"遗传"论点会引发正在考虑使用捐精夫妇的恐惧。

我很清楚，在我研究的每个案例中，每当父母对孩子的表现感到不快，孩子的问题都可追溯到父母没尽到责任，而非遗传因素。当最终人类基因组序列论文发表在《科学》和《自然》上时，对整个人类基因组进行测序的遗传学家发出警告并反对两个神话——决定论和还原论。他们很清楚，一个人成为什么样的人不在他或她的基因中。

但是，选择使用供精的夫妇更希望确保精子来自最健康、最聪明的捐献者。他们可能想要匹配头发的颜色、肤色、眼睛的颜色、身材等。好的供精计划将密切关注这些选择性特征，以便夫妻尽可能得到与丈夫身体条件匹配的供精。

13.2　如何选择捐精者

人工授精首次由著名医师约翰·亨特（John Hunter）在18世纪的英国成功应用于女性。1890年，纽约州罗伯特·迪金森（Robert Dickinson）博士第一次使用供精为丈夫不育的妇女治疗不育症。早期使用供精进行人工授精是秘密进行的。到1990年，它的应用非常广泛，美国每年有3万个婴儿因此技术出生。在没有其他解决方案的情况下，患者会接受它，并且大多数在心理上及社会和法律对它的恐惧已经消失。

1964年，佐治亚州是第一个颁布法律确保以这种方式怀孕的孩子合法的州。1967年俄克拉何马州通过了类似的法律，1968年堪萨斯州也是如此，其他所有州也纷纷效仿。甚至在这些法令颁布之前，普通法为这样的孩子提供了合法性。除非证明丈夫无法与妻子取得联系，否则依照法律将其生下的任何子女均视其为丈夫的。无论丈夫是否是真正的父亲，他都是在与妻子共同生活期间所生子女的合法父亲。

从医学的角度来看，人工授精非常简单。从捐献者获得的精子标本被吸进注射器，然后只需将其注射到子宫颈附近的阴道中，或清洗并用导管置入子宫。由于精子的受精能力在女性生殖道内可维持约48 h，并且卵子只能在排卵8 h内受孕，必须在排卵前适当安排受精时间。但是，每次IVF的供精怀孕率（60%）要比简单的人工授精高得多（12%）。

在供精病例中，有非常充分的理由使用ICSI/IVF，而不仅是人工授精或IUI。首先，使用IUI固有的缺陷在于排卵后卵子受精时间短暂。其次，仅仅一份标本可以满足这对夫妇生育所有孩子的需要。第三，到怀孕所需时间较短，并且在情感上尝试次数较少。第四，将洗涤过的精子置入蔗糖容器再进入妻子的卵子比起精液被挤进阴道给夫妻关系的压力更小。

所有捐精者必须检查是否存在肝炎、艾滋病或性病。由于艾滋病毒有6个月的潜伏期，实际上一直都是使用冷冻精子（相当于10年前），因为采集捐献者精子后还要观察6个月，进行艾滋病血液复查。只有当捐精6个月后捐精者AIDS检查结果仍为阴性，其精子方可用于供精。此外，还需筛查供精者是否有家族遗传病史。即使是仅部分遗传的疾病，如糖尿病，也将排除他作为精子捐献者。标本还要经过仔细的细菌培养，如排除淋病或衣原体感染后，其余样品用于冷冻和储存。

一直认为最好是让捐精者匿名，因为如果这对夫妇认识遗传上的父亲，会出现问题。随着社会更加开放，相对于养育，遗传贡献意义缺失更好理解，一些医生（尽管不是大多数）以更加开放的态度允许经过选择的夫妻使用他们知道的捐赠者的精子。但是，绝大多数夫妇更愿意接受声誉良好的精子库的匿名精子，而非认识的捐精者。

通常，最好从信誉良好的、位于与自己完全不同区域的精子库中获得供体精子。由于要求冻存匿名捐赠者的精子以确保捐赠者精子在接下来的6个月内和使用期不会呈艾滋病阳性,并且使用供精的夫妇有权利了解捐赠者的特征,越来越多的医生正在转向正式运营和精心监管的冷冻精子库。美国最好的精子库之一是加州精子银行。它向全世界运送精子,目前是北美最大的精子库。它提供了每个捐赠者的详细家谱,包括种族、头发颜色、眼睛颜色、肤色、健美、宗教偏好、国籍、教育程度,甚至爱好。实际上,真正起作用的是捐献者没有遗传病史,没有肝炎、艾滋病或性病,并且他合理搭配继承人外表。其他问题,如受教育程度、爱好和兴趣,只是让未来的接受者放心的一种方式,他们对任何可能的智力和性格的遗传有着挥之不去的疑虑。

有很多这样的情况:矮个子父母有高个子的亲生孩子,黑发父母有红头发的孩子,我们所有人都知道隐性基因在自己亲生子代中不可预测地表达的重要性。实际上,即使捐精者和接受方是完美的匹配,受助人的孩子也会因为隐性基因而出现很不同的外貌。

精子库还应确保没有特定的捐赠者精液被滥用。人口科学家已经非常清楚地表明,在美国,如果某一捐精者的精子被10对以上不同的夫妇使用,这些家庭的后代相遇并结婚会有表亲间通婚的微小概率。经营不善的精子库受到诱惑时可能会反复使用特定的捐赠者精子,从而避免选择新的捐精者所需要的费用。尽管成本增加,精子库应坚持避免过度使用其捐献精子,这就是为什么只应使用声誉最好的精子库。

在1980年代初期,有很多关于建立诺贝尔奖精子库的宣传。这家精子库是由圣地亚哥地区的一位很老的前诺贝尔奖得主(后来去世)开创,他因发明晶体管而获奖。他坚信智力通过基因传递,我们社会的未来依靠这些最聪明的人的精子,后者可被用作供精。他的精子库从来没有被真正重视过,也未被接受。正如我的一位患者所说:"如果基因确实与超级智能有关并能获得诺贝尔奖(我不相信他们会这么做),那么我们应该使用诺贝尔奖得主父亲的精子,而不是诺贝尔奖得主本人的。总的来说,诺贝尔奖得主的孩子并不比普通的父母生的孩子更杰出。"

现代人的大脑与4万年前居住在洞穴中并在墙上画粗糙壁画的克罗马农人的大脑确实没有什么不同。人类的大脑能够将我们带到我们已经到达的最远处,并不是因为天生能力,而是因为其非凡的灵活性和学习能力。如果我出生于4万年前的克罗马农洞穴,我不会是一个技艺娴熟的显微外科医师或体外受精专家。我也不会开发复杂的语言能力使我能够写这本书。我的大脑可能会朝其他方向发展,使我能够弄清楚如何在一个完全不同的、更原始的世界中生存。如果是遗传上的克罗马农孩子在今天出生,抚养他的父母鼓励好奇心、热情和智力挑战,他或她很可能同今天出生的其他孩子一样获得诺贝尔奖。

13.3 精子冷冻和精子库

所有人不时会梦想永生的可能性。科幻小说家经常戏谑人类在临死前被深低温冷冻,可能在200年后复苏,那时候人类可能对疾病有更好的治疗方法,以及可以无限延长生命。

在某种意义上,生命是一系列不可逆转的朝向死亡的化学事件,但这些化学事件不会在−196℃发生。因此,如果可以将有机体"安全地"深度冷冻,可以保存到未来世纪,可随着变暖而复苏。

当然,冻结大型动物会因为冷冻过程中细胞内的水结晶所造成的损坏而立即杀死它们。但是,自1776年以来,人们就知道人类精子具有显著地抵抗冷冻破坏作用的能力(因为其中几乎没有水)。同年,一位意大利科学家将精子暴露在冰冻温度下,并注意到在变暖之后,其中一些恢复了活力。当时有人推测冷冻精液不仅可以给最优质的农场动物育种,而且还可以用于即将参加战争的战士,即使战士已经死亡,他的妻子还可以生下孩子。虽然这些粗糙的早期研究表明,精子可以在冷冻和复苏中生存,但严重受损使精子在实际应用中几无可能。

但是在1949年,英国科学家偶然发现,在冷冻之前,将普通化学品甘油添加到精液中,大部分精子在冰冻和复苏过程中能够幸存。做出这一发现的研究人员惊讶地发现了解冻后高浓度的、活的、健康的精子,以至于他们返回实验室,在架子上去寻找意外添加到精子悬浮液中、保护精子耐受冷冻的化学物质。他们终于发现是甘油。冷冻精子的惊人发现之后,很快在牛育种领域获得认可,今天世界上绝大多数出生的牛犊是冷冻公牛精子人工授精的结果。4年后的1953年,人们证明了冷冻和复苏的人类精子可以导致妊娠和正常婴儿的出生。次年成立了第一家人类精子库。

随着ICSI技术的出现,无论精子冷冻复苏后情况多差,除非是绝对没有活力的精子(这种情况少见),否则都可以被成功使用。因此,尽管大多数男性的精子冷冻后的质量不佳,不能用于后期的简单人工授精,但几乎所有男性的精子冷冻后足以用于ICSI并成功妊娠。

精子的冷冻效果比大多数其他细胞更好,因为细胞内水分很少。精子头部基本上极度紧凑,DNA排列密集,含水量比其他任何细胞都要少。因此,几乎没有细胞内冰晶形成来破坏它。但是,精子也需要某种冷冻保护剂,在这种情况下,甘油的功能是将细胞内水分吸出,进入细胞内部起到防冻作用,防止残留在细胞内的水分形成冰晶。随后,通过在甘油中添加Test-yolk缓冲液,使精子稀释至50%而非10%,进一步改进了冷冻保存的方法。

冷冻精子不会增加出生异常的风险。无论冷冻对精子的结构和受精功能造成何等损伤,缺陷儿童的风险似乎没有增加。现在牛和人类广泛使用的经验证明,来自精子库的冷冻精子是安全的。文献中已报道了数以10万计使用供精的妊娠和出生。

对于现代精子库,最令人兴奋的好处是,由于ICSI技术的发展,我们可以冷冻任何人的精子。将要接受输精管结扎术、癌症化疗、放疗,取精手术,以及未来不想为妊娠做多次手术者。在这些情况下,我们可以冷冻这些男性现有的精子,无论其质量多么差,精子复苏后结合ICSI妊娠的机会很高。过去,将要接受癌症化疗的男性曾尝试过冷冻精子,但冷冻精子不常被使用,因为任何一次人工授精妊娠概率都非常低。为了得到某种保证,患者在癌症治疗之前,可能必须收集20次或30次精子样本进行冷冻,这可能会使他的癌症治疗拖延太久。现在，有了ICSI，只需将一份精子样本冷冻并保存，然后患者可以接受能导致不育的任何需要的治疗，不用担心他将来无法拥有自己遗传学上的孩子。

13.4 供精人工授精和供精ICSI

并非所有的不育专家都同意，但是我相信如果使用供精，应该与ICSI结合使用，而不仅仅是人工授精。其中有几个原因，首先，供精IVF每周期妊娠率达到60%（或更高），而简单的供精人工授精每周期妊娠率只有12%。因此，每个供精周期使用IVF妊娠的机会是人工授精的5倍。因此，从长远来看，IVF实际上比人工授精更为高效。其次，月复一月经历多次失败的人工授精对患者心理的影响令人担忧。如果没有在早期的供精人工授精周期中怀孕，可能会用光捐献者的冷冻精子样本，然后不得不选择另一个捐精者。使用IVF，更有可能早早怀孕，使用ICSI，永远不会耗尽某一捐献者的精子。

大多数夫妇希望每个孩子都有相同的遗传起源。使用ICSI，只需一份冷冻样本就足以让随后所有的孩子都来自同一捐精者。对于每个ICSI程序，我们只需要抓取冷冻沉淀物上的一小片碎屑，几乎所有剩余的精子仍然冻存。一份供精样本可以使用数百个周期，不必担心原始捐赠者消失不见或拒绝捐赠，或者精子库可能已经用完了所有捐精者的库存。大多数患者面对供精人工授精或ICSI选择时，完全同意ICSI是更好的选择。

（平萍　陈向锋　译，彭靖　审校）

14 精子冷冻保存

14.1 简介

精子冷冻保存的基本原则与胚胎、卵子和卵巢组织的冷冻保存大致相同。相比之下精子冷冻甚至更容易,因为高度特化的精子中只含微量的水分。事实上,精子冻存研究的进展很少,因为最简单的方法似乎已经可以满足需求[1-22]。在本章节,我们除了介绍常规精子冷冻保存外,还将介绍用于疑难 TESE 病例的一种简单的单精子冷冻方法。

缓慢冷却导致渗透压浓度较低的细胞外部优先冷冻。这会使精子脱水,使内部更加高渗。因此,当温度逐渐冷却且冰晶优先在细胞外形成时,可将水分从细胞中析出,然后冷冻保护剂进入细胞并进一步降低精子细胞内的凝固点。最终,在极小体积的细胞中,当温度足够低且渗透压足够高时,精子内部实际上会玻璃化。这种缓慢冷却不需要像使用速率控制冷冻机那样精确(如用于慢速冷冻胚胎)。事实上,人们可以简单地在一个开放的液氮瓶上装一个含有精子与冷冻保护剂混合的小瓶,将其蒸汽冷冻,然后插入罐中。在液氮熏蒸之前,可以先将其放入 4℃ 的普通冰箱中。这非常简单。尽管这种精子冷冻和解冻方案较为粗糙和缺乏渐进性,但这种蒸汽慢速冷冻方法冻存精子的效果非常好。

14.2 方法与细节

Brinster、Sadri Ardekani、Shinohara 和 Van Pelt 用精子和精原干细胞(SSC)研究精子冻存和简单的睾丸组织冻存,研究进行了精细的设计,并发现这种简单的蒸汽冷冻法获得了最佳结果。由 Irvine Scientific(TYP)提供的具有甘油和庆大霉素的 Test-yolk 缓冲液的冷冻保护剂通常是最受欢迎的。它含有 USDA 认证的 20%Test-yolk 和 12% 的甘油。步骤如下。

(1)精子在室温下简单地液化。

(2)使用解冻的 5 mL 小瓶培养基。

（3）在30 s内逐滴加入液化精子样品，直至精液或精子与培养基的比例为1∶1，并缓慢彻底地混合。如果不能慢慢地混合和逐滴加入，则容易导致冷冻效果欠佳。

（4）对于这种手动辅助蒸汽冷冻方法，我们建议将混合物放入冰箱（2～5℃）中1 h，然后再放入液氮熏蒸。

（5）1 h后，将小瓶浸入−196℃的液氮中储存。

我们已经通过这种简单的方法进行精子冷冻甚至睾丸组织冻存，将困难样本送到世界各地的复杂研究项目中，并且这种方法很好，无需进一步改进。所以这个简单的精子冷冻方案即使只用甘油和Test-yolk，先熏蒸，后插入液氮进行冻存，对于精子和睾丸组织来说已经足够了。我们受益于精子的极低含水量和精子细胞的小尺寸。甘油是一种合适的精子冷冻保护剂，而且Test-yolk可以透过细胞膜提供更好的效果。

14.3　单精子冷冻保存

为了冷冻单个精子，或少量来自TESE的非梗阻性无精子症患者的精子。可以购买商品化的带有微孔的小平台，并在每个微孔中放入1 μL精子冷冻溶液（图14.1，图14.2）。将

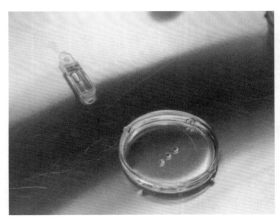

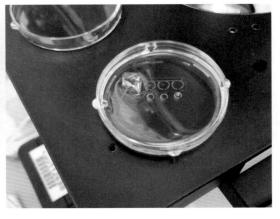

图14.1　"精子船"装置。将含有HEPES的10%SPS与Quinn精子冷冻培养基（含有甘油）1∶1混合。"精子船"装置需要每滴混合冷冻液≤1 μL，用适量的矿物油来覆盖。我们从患者的ICSI皿中用一个ICSI针头吸取精子，每个液滴含有约25个活精子。不要制动精子。定位液滴并将吸取的精子注入到液滴中。将装有精子的船具放入圆形底部的低温瓶中。用镊子夹持置于蒸汽中60～90 s，然后将装置浸入液氮。解冻时，从液氮中取出装置，打开冷冻瓶，用镊子取出精子船，使精子船达到室温。油和液滴一开始是不透明的，当油滴变得透明时，检查油滴里是否有运动的精子，如果需要的话，可添加己酮可可碱

图14.2　精子-VD装置（托盘状）。1∶1混合含有HEPES的10%SPS和Quinn精子冷冻培养基（含有甘油）。在每一个环中，精子VD装置需要每滴混合冷冻液≤1 μL。将VD装置入ICSI皿内，与PVP液滴相平行。装置很薄，易被矿物油覆盖。从PVP滴中捡起约25个活动精子。不要制动精子，转移至液滴中。ICSI针要从环的开口处进入。将捡起的精子放入液滴中。将装有VD装置的精子放入圆形底部的低温瓶中，用镊子将其在液氮上熏蒸60～90 s。然后将装置浸入液氮。解冻时，从液氮中取出装置，打开冷冻瓶，用镊子取出精子VD装置。直接放入ICSI盘中，平行于PVP滴。水滴会很快变清，检查液滴中是否有活动精子，如有需要，可添加己酮可可碱

那个小平台放置到ICSI培养皿，用ICSI针从培养皿中取出单个精子。然后将每个精子放入1 μL的冷冻保护剂溶液液滴中，用液氮蒸汽熏蒸后将整个小平台直接浸入液氮中。通过这种方法，即使手动取精或TESE标本中找到的极少数精子也可以成功地冷冻，就像来自普通可育男性精液样本冻存一样。

（郑波 杨慎敏 译，刘凯峰 审校）

参考文献

[1] Keel BA, Webster BW (1990) CRC handbook of the laboratory diagnosis and treatment of infertility. CRC Press, Boca Raton, FL

[2] Mortimer D (1994) Practical laboratory andrology. Oxford University Press, New York

[3] Morshedi M, et al (1990) Cryopreserved/thawed semen for in vitro fertilization: results from fertile donors and infertile patients. Fertil Steril 54: 1093−1099

[4] Oshima H, Burger HG (1993) Current topics in andrology. Japan Society of Andrology, Tokyo

[5] Hallak J, et al (2000) Cryopreservation of human spermatozoa: comparison of TEST-yolk buffer and glycerol. Int J Fertil 45(1): 38−42

[6] Bhattacharya J, et al (2006) A comparative study on TEST-yolk buffer and human sperm preservation medium on post thaw characteristics of human sperm from pre-freeze specimens. Fertil Steril 86: S200

[7] Hammadeh M, et al (2001) Comparison between human sperm preservation medium and TEST-yolk buffer on protecting chromatin and morphology integrity of human spermatozoa in fertile and subfertile men after freeze-thawing procedure. J Androl 22(6): 1012−1018

[8] Nallella KP, et al (2004) Cryopreservation of human spermatozoa: comparison of two cryopreservation methods and three cryoprotectants. Fertil Steril 82: 913−918

[9] Freezing Medium — TYB with Glycerol & Gentamicin (2016). http://www.irvinesci.com/products/90128-freezing-medium-tyb-with-glycerol-gentamicin?dpt=Assisted Reproductive Technology

[10] Sadri-Ardekani H, Atala A (2014) Testicular tissue cryopreservation and spermatogonial stem cell transplantation to restore fertility: from bench to bedside. Stem Cell Res Ther 5: 68

[11] Sadri-Ardekani H, Akhondi MM, Vossough P, Maleki H, Sedighnejad S, Kamali K, Ghorbani B, van Wely M, van der Veen F, Repping S (2013) Parental attitudes toward fertility preservation in boys with cancer: context of different risk levels of infertility and success rates of fertility restoration. Fertil Steril 99: 796−802

[12] Sadri-Ardekani H, Homburg CH, van Capel TM, van den Berg H, van der Veen F, van der Schoot CE, van Pelt AM, Repping S (2014) Eliminating acute lymphoblastic leukemia cells from human testicular cell cultures: a pilot study. Fertil Steril 101: 1072−1078

[13] Sadri-Ardekani H, Mizrak SC, van Daalen SK, Korver CM, Roepers-Gajadien HL, Koruj M, Hoving S, de Reijk TM, de la Rossetta JJ, van der Veen F, de Rooij DG, Reeping S, van Pelt AM (2009) Propagation of human spermatogonial stem cells in vitro. JAMA 302: 2127−2134

[14] Sadri-Ardekani H, Akhondi MA, van der Veen F, Repping S, van Pelt AM: In vitro propagation of human prepubertal spermatogonial stem cells. JAMA 2011, 305: 2416−2418

[15] Polge C (1957) Low-temperature storage of mammalian spermatozoa. Proc R Soc Lond B Biol Sci 147: 498−508

[16] Bunge RG, Sherman JK (1953) Fertilizing capacity of frozen human spermatozoa. Nature 172: 767−768

[17] Brinster RL (2007) Male germline stem cells: from mice to men. Science 316: 404−405

[18] Brinster RL, Zimmermann JW (1994) Spermatogenesis following male germ-cell transplantation. Proc Natl Acad Sci USA 91: 11298−11302

[19] Bahadur G, Chatterjee R, Ralph D (2000) Testicular tissue cryopreservation in boys. Ethical and legal issues: case report. Hum Reprod 15: 1416−1420

[20] Brinster RL, Avarbock MR (1994) Germline transmission of donor haplotype following spermatogonial transplantation. Proc Natl Acad Sci USA 91: 11303−11307

[21] Keros V, Hultenby K, Borgstrom B, Fridstrom M, Jahnukainen K, Hovatta O (2007) Methods of cryopreservation of testicular tissue with viable spermatogonia in pre-pubertal boys undergoing gonadotoxic cancer treatment. Hum Reprod 22: 1384−1395

[22] Hovatta O (2001) Cryopreservation of testicular tissue in young cancer patients. Hum Reprod Update 7: 378−383

15 精索静脉曲张

在男性不育症领域，似乎没有比精索静脉曲张更具有争议性的话题了。世界上大多数非泌尿外科出身的生殖医学专家对精索静脉曲张在男性不育症患者中所起到的作用及通过精索静脉曲张切除术来治疗精索静脉曲张是持怀疑态度的，特别是在 ICSI 时代[1]。然而，许多泌尿外科医师仍然强烈推荐精索静脉曲张切除术，并且在 2017 年，在男性因素所致的不孕不育夫妇中，再次掀起了这种手术的热潮。2017 年 9 月 *Fertility and Sterility* 杂志专门报道了精索静脉曲张切除术所有正面的文献回顾[2]。有证据显示，精索静脉曲张除了会导致不育，还会对睾丸间质细胞的功能、睾酮水平及总体"男性健康"产生负面影响，并且精索静脉曲张切除术能够提高睾酮水平并改善"男性总体健康"[3-5]。尽管大多数早期的关于 ICSI 的文献报道称精液参数与 ICSI 成败的结局并无显著相关性，但也有文献报道称精索静脉曲张切除术能够改善辅助生殖技术（ART）的结局[6-9]。然而，另一项同样大规模且非常相似的队列研究显示，接受精索静脉曲张切除术的精索静脉曲张患者与未接受静脉曲张切除术的患者相比，ICSI 的成功率没有差异[10]。有趣的是，在提示 ART 结局有所改善的研究中，只有年轻女性伴侣的 ART 结局有所改善，而年长女性伴侣的 ART 结局则没有改善。更让人困惑的是，对这些研究的荟萃分析结果显示，在接受 ART 治疗之前进行精索静脉曲张切除术并没有提高妊娠率，但提高了出生率[6]。对于无精子症需行 TESE 的患者，只有在精索静脉曲张切除术后才有"明显的改善趋势"[6]。鉴于对精索静脉曲张切除术的热情再次高涨，我想再次回顾以往的文献，客观评价在 ICSI 时代对男性不育症患者行精索静脉曲张切除术是否合适。

过去有几项可靠的研究表明静脉曲张切除术对生育能力没有影响[11-14]。然而，最新的研究显示精索静脉曲张切除术有影响。过去也有一些"对照"研究支持精索静脉曲张切除术，但由于患者选择的偏倚和方案的偏差，这些研究一直被忽视[10,11]，过去的证据不支持精索静脉曲张切除术。例如，由于受到不受控制的观察结果的干扰及未能考虑到精液分析的高度变异性及其向均值回归这些因素的影响，关于精索静脉曲张切除术能够改善精液参数的报道受到质疑[15-20]。许多对照研究表明，由于这种变异性，在没有任何治疗的情况下，最初精子数较低的男性后来往往出现精子数较高的情况,这是由于向均值回归所致。

随机对照试验(RCT)应该能消除这种精子计数向均值回归的影响。但这些随机对照试验非常罕见,可能是因为有兴趣做这项研究的泌尿外科医生本身就可能会有主观性偏倚。因此,重新评估过去关于精索静脉曲张、精子数量和生育能力的研究是否存在缺陷将是有用的。

众所周知,15%～20%的男性患有左侧精索静脉曲张。事实上,我们发现前来行输精管切除术后复通的有生育力的男性中,17%的男性伴有精索静脉曲张,而这些人在接受输精管切除术前明显有生育能力[21]。据称,在不育症男性中,35%或更多的人患有精索静脉曲张[22]。然而,在不育症男性和正常生育力男性中,易发现、可触及、可见的精索静脉曲张的发生率实际上相差无几[23,24]。这种精索静脉曲张高发生率说法的问题在于,对于不育男性(或者更准确地说,声称精液分析参数存在一些异常的不育夫妇中的男性伴侣)来说,泌尿外科医生在这种情况下要花很大力气检查精索静脉曲张。所以对于不育男性来说,泌尿外科医师倾向于发现常规人群体检中并不存在的精索静脉曲张。事实上,自从1955年Tulloch的一份惊人的报告声称一名无精子症患者在精索静脉结扎术后精子数量和生育能力都有所提高以来,对于不育症男性,泌尿外科医师一直在积极寻找精索静脉曲张[25]。

精索静脉曲张切除术并非没有并发症,如鞘膜积液甚至睾丸萎缩。我先前介绍的显微镜下精索静脉曲张手术已经大大减少了这些并发症。尽管如此,这些偶尔发生的静脉曲张切除术并发症在20多年前就已经为人所知。当然,精索静脉曲张的显微手术方式应避免此类并发症[26-28]。然而,偶尔出现的严重的静脉曲张切除术的风险也不能被忽视。显然,术后并发症中较为常见的鞘膜积液(5%)只是一个麻烦事儿,远不及血供阻断那么严重。

精液分析结果往往是高度可变的,并且未经治疗的自然怀孕是如此普遍,以至于很多人对许多治疗男性不育症的方法持怀疑态度[12,15-20,29-35]。任何一种治疗男性不育症的方法都存在将更有效的治疗推迟到妻子年龄更大的风险。因此,我们应该认识到,评估接受精索静脉曲张切除术患者的妊娠结果或精子计数结果的缺陷。同样的结论也适用于最近一些认为精索静脉曲张切除术可以减少患者对ART需求的文章[36,37]。

15.1 精索静脉曲张对输精管复通术后的受孕率没有影响

1989年,我们报道了对输精管复通术后输精管内有精子且没有继发性附睾梗阻的男性患者进行的为期10年的长期随访结果[21]。即使多年之后,这些患者的生育力没有受到精索静脉曲张的影响。对合并精索静脉曲张的患者,部分同时进行输精管复通术和精索静脉曲张切除术,其余患者并没有同时进行精索静脉曲张切除术,10年后的随访中同样的问题被提出,两组之间的观察结果无显著统计学差异。

15.2 循证医学实践

1995年, Nieschlag提出了男性不育症治疗的基本原则: 男性不育症的治疗性干预应以充分的临床对照试验为基础[13]。数篇关于存在严重男性问题夫妇未经治疗后的自然妊娠率的报道验证了Nieschlag的正确性。1993年, Hargreave报道, 患有严重少精子症且合并有血清FSH升高及精索静脉曲张的患者, 其配偶接受首次不育咨询后在未经任何治疗的情况下成功妊娠[14]。约有33%的精索静脉曲张患者在其配偶怀孕前未接受精索静脉曲张切除术治疗。Hargreave的研究证实了多年来已经明确的观点, 具有生育力的女性即使在男方精子数量极低的情况下依然可以受孕[32-35]。

为了理解对照研究在评估精索静脉曲张切除术有效性方面的重要性, 只需要观察不同类别少精子症男性患者配偶的自然受孕率。Baker及Burger于1986年报道了根据精液参数不同进行分类的夫妇与对照组的3年多的生命表妊娠率[19]。尽管低精子数会导致低受孕率, 仍有相当一部分严重少弱精子症的夫妇能够自然受孕[38]。1983年, Schoysman报道了对1 291例精液参数无改善的少精子症患者随访12年的大量经验体会[35]。上述研究表明, 对少精子症进行包括精索静脉曲张切除术在内的治疗是否可以明显改善妊娠率尚难以解释。

在缺乏充分对照的情况下, 对男性不育症进行的任何治疗很容易过度, 即使是隐匿精子症也是如此。我们总是可以见到, 最初诊断为无精子症的男性在未经治疗的情况下, 在进行大量精液分析检查中最终可在某次精液中发现精子[18]。事实上, 这在ICSI早期通常被称为"隐匿精子症"[1,30]。在没有对照组进行对比的情况下, 未经治疗的严重精子缺陷的男性患者有9%～23%的自然受孕率并不奇怪, 特别是在不育病史较短或者女方较年轻的夫妇中尤其如此[30,31]。

15.3 精索静脉曲张切除术和精子计数

早在1951年, MacLeod和Gold就首次证实[39], 在没有接受任何治疗的少精子症和弱精子症男性患者中, 随着检测的重复, 精子浓度和活力往往会增加。这是一个奇异的涉及具有高度可变性质的精子计数的数学问题。这也意味着, 即使不接受任何治疗, 少弱精子症患者在持续进行精子计数和精子活力分析时, 随着不断地重复检测, 精子计数和精子活力会有增加的趋势。Baker等率先清楚地以数学方法解释了被称为"向均值回归"这一现象[14,18,20]。"向均值回归"对所有临床试验具有深远的意义。每当存在变化较大的测量值时, 如果患者有一个治疗期, 然后是一个对照期, 即使治疗无效, 其测量结果也可能会有显著改善。Baker等观察到了与30年前McLeod和Gold观察到的同样的现象, 即在不育症男性精液分析的日常变异性研究中,精子浓度和活力逐渐增加[38]。在一项红霉素治疗弱精子症的双盲对照试验中,接受药物治疗和安慰剂治疗的患者精子活动率同等增加[16]。很明显,红霉素对精子数量或精子活力均无影响。然而,在这项双盲对照研究中,明显地发现,在接受红霉素治疗的患者和接受安慰剂治疗的患者中,精子活动率以同等方式增加。"同样,无论是否结扎睾丸静脉,精索静脉曲张患者的精子活动率都会增加"[12]。无论采用何种治疗方法,无论是红霉素还是观察等待,克罗米芬还是精索静脉结扎术,一开始较低的精子计数(因为内在的变异性)都会因为"向均值回归"而增加。

Baker 和 Kovacs 在 1985 年也得出结论,选择结果偏低的一组受试者,重新测量后结果变高。相反,精子计数较高的一组男性在任何治疗后的精子计数将会降低。少精子症患者治疗后复查时的精子计数增加与生物学无关,而只是一个必须发生的数学事件。因此,正如 Baker 和 Kovacs 揭示的那样,无论是否进行任何治疗,精子计数低通常都会改善。同样地,无论是否接受任何治疗,偏高的精子计数通常减少。因此,任何一个非对照精索静脉曲张手术的研究得出的精子活动力或精子数量改善的结果,和从一开始就不进行任何治疗的少精子症夫妇的研究得到的结果是一样的[18,19]。

如果没有真正的对照研究,比起年长夫妇,人们可能会对年轻夫妇更倾向于实施精索静脉曲张切除术。在使用取精术和 ICSI 治疗梗阻性无精子症时,我们发现了类似的令人困惑的现象。妻子的年龄是唯一显著影响用获取精子进行 ICSI 夫妇妊娠率变异的因素[38,40]。由此可见,在任何一种针对男性不育因素的治疗中,不管精子数量如何,也无论是精索静脉曲张还是梗阻性无精子症,除了不育持续时间之外,最重要的混杂因素是妻子的年龄和卵巢储备功能。

早在 1978 年,Rodriguez-Riga 等报告了一大批非前瞻性、非随机化的对照研究,其中一些患者接受了精索静脉曲张切除术,另一些则未接受[41]。Rodriguez-Riga 等观察到,接受精索静脉曲张切除术的患者精子活动率百分比略微增加。但是,精索静脉曲张手术者与未手术者的妊娠率并无差异。再次说明术后精子计数的改善与妊娠率无关。精索静脉曲张术后受孕患者的平均精子计数为 $28 \times 10^6/mL$,而未受孕者的平均精子数为 $26 \times 10^6/mL$。在平均精子计数大于 $10 \times 10^6/mL$ 的患者中,受孕者的平均精子计数为 $40 \times 10^6/mL$,而未受孕者的平均精子计数为 $48 \times 10^6/mL$。

15.4　精索静脉曲张会导致生育能力进行性下降吗?

早在 1968 年,Uehling 就对前来进行常规体检的 440 例部队已婚男性的生育力进行了研究,这些男性中部分患有精索静脉曲张。他们之中 138 例(31.4%)还未生育,302 例(68.6%)已生育。进一步分组,在有精索静脉曲张的 75 例男性中,69% 育有子女,在没有精索静脉曲张的 227 例男性中,68% 育有子女。由此可见,那些有精索静脉曲张的士兵与那些没有精索静脉曲张的士兵在生育力方面没有差异。有无精索静脉曲张并不会影响这些年轻的士兵妻子能否怀孕[23]。这至少可以说明在年轻男性中精索静脉曲张对生育没有负面影响。

精索静脉曲张在年轻男性群体中的患病率是多少呢？Thomason等在1979年的一项类似的新兵研究中得出结论：精索静脉曲张在年轻男性中的发病率非常高，但不会影响个体的生育能力[24]。并且发现，所有新兵中有30.7%患有左侧精索静脉曲张（14%为轻度，16.7%为中度或重度），在育有子女的新兵中，29.4%的人也患有精索静脉曲张（15%为中度或重度）。同时，在那些接受了输精管吻合术的老年男性中，患有中至重度左侧精索静脉曲张的概率也是相似的[21]。他们的结论是：左侧精索静脉曲张在一组健康男性中发生的频率如此之高，以至于人们会质疑精索静脉曲张是否与较差的精液质量之间存在关联。而且，我们已观察到，那些伴或不伴有精索静脉曲张的老年男性，在行输精管吻合术后表现出的生育能力也没有差异[21]。尽管如此，许多患有精索静脉曲张的成年人确实出现了左侧睾丸萎缩，这一现象使人们再次关注精索静脉曲张是否是其中原因。

虽然精索静脉曲张切除术可能会被再次广泛应用，但笔者认为，精索静脉曲张切除术并不适合用于治疗不育症。

（董治龙　译，陆金春　审校）

参考文献

[1] Devroey P, Vandervorst M, Nagy P, Van Steirteghem A (1998) Do we treat the male or his gamete? Hum Reprod 13(Suppl 1): 178−185

[2] Brannigan RE (2017) Introduction: varicoceles: a contemporary perspective. Fertil Steril 108: 361−363

[3] Sathya Srini V, Belur Veerachari S (2011) Does varicocelectomy improve gonadal function in men with hypogonadism and infertility? Analysis of a prospective study. Int J Endocrinol: 916380

[4] Hsiao W, Rosoff JS, Pale JR, Powell JL, Goldstein M (2013) Varicocelectomy is associated with increases in serum testosterone independent of clinical grade. Urology 81: 1213−1217

[5] Clavijo RI, Carrasquillo R, Ramasamy R (2017) Varicoceles: prevalence and pathogenesis in adult men. Fertil Steril 108: 364−369

[6] Kirby EW, Wiener LE, Rajanahally S, Crowell K, Coward RM (2016) Undergoing varicocele repair before assisted reproduction improves pregnancy rate and live birth rate in azoospermic and oligospermic men with a varicocele: a systematic review and meta-analysis. Fertil Steril 106: 1338−1343

[7] Coward RM (2017) Evolving role of varicocele repair in the era of assisted reproduction. Fertil Steril 108: 596−597

[8] Kohn TP, Kohn JR, Pastuszak AW (2017) Varicocelectomy before assisted reproductive technology: are outcomes improved? Fertil Steril 108: 385−391

[9] Nagy ZP, Liu J, Joris H, et al (1995) The result of intracytoplasmic sperm injection is not related to any of the three basic sperm parameters. Hum Reprod 10: 1123−1129

[10] Pasqualotto FF, Braga DP, Figueira RC, Setti AS, Iaconelli A Jr, Borges E Jr (2012) Varicocelectomy does not impact pregnancy outcomes following intracytoplasmic sperm injection procedures. J Androl 33: 239−243

[11] Silber SJ (2001) The varicocele dilemma. Hum Reprod Update 7: 70−77

[12] Baker HW, Burger HG, de Kretser DM, Hudson B, Rennie GC, Straffon WG (1985) Testicular vein ligation and fertility in men with varicoceles. Br Med J (Clin Res Ed) 291: 1678−1680

[13] Nieschlag E, Hertle L, Fischedick A, Behre HM (1995) Treatment of varicocele: counselling as effective as occlusion of the vena spermatica. Hum Reprod 10: 347−353

[14] Hargreave TB (1993) Varicocele — a clinical enigma. Br J Urol 72: 401−408

[15] Baker HW, Burger HG, de Kretser DM, Lording DW, McGowan P, Rennie GC (1981) Factors affecting the variability of semen analysis results in infertile men. Int J Androl 4: 609–622

[16] Baker HW, Straffon WG, McGowan MP, Burger HG, de Kretser DM, Hudson B (1984) A controlled trial of the use of erythromycin for men with asthenospermia. Int J Androl 7: 383–388

[17] Baker HW (1993) Management of immunological infertility. In: Berger HG, Oshima H (eds) An approach to clinical andrology. Serona Symposia Reviews, 29: 105–110

[18] Baker HW, Kovacs GT (1985) Spontaneous improvement in semen quality: regression towards the mean. Int J Androl 8(6): 421

[19] Baker HW, Burger HG (1986) Male infertility in reproductive medicine. In: Steinberger E, Frajese G, Steinberger A (eds) Reproductive medicine. Raven Press, New York, pp 187–197

[20] Baker HW (1986) Requirements for controlled therapeutic trials in male infertility. Clin Reprod Fertil 4: 13–25

[21] Silber SJ (1989) Pregnancy after vasovasostomy for vasectomy reversal: a study of factors affecting long-term return of fertility in 282 patients followed for 10 years. Hum Reprod 4: 318–322

[22] Johnson D, Sandlow J (2017) Treatment of varicoceles: techniques and outcomes. Fertil Steril 108: 378–384

[23] Uehling DT (1968) Fertility in men with varicocele. Int J Fertil 13: 58–60

[24] Thomason AM, Fariss BL (1979) The prevalence of varicoceles in a group of healthy young men. Mil Med 144: 181–182

[25] Tulloch WS (1955) Varicocele in subfertility; results of treatment. Br Med J 2: 356–358

[26] Goldstein M, Gilbert BR, Dicker AP, Dwosh J, Gnecco C (1992) Microsurgical inguinal varicocelectomy with delivery of the testis: an artery and lymphatic sparing technique. J Urol 148: 1808–1811

[27] Marmar JL, Kim Y (1994) Subinguinal microsurgical varicocelectomy: a technical critique and statistical analysis of semen and pregnancy data. J Urol 152: 1127–1132

[28] Silber SJ (1979) Microsurgical aspects of varicocele. Fertil Steril 31: 230–232

[29] Silber SJ (1989) The relationship of abnormal semen parameters to male fertility. Hum Reprod 4: 947–953

[30] Devroey P. The relevance of semen analysis. Presented at Thirty-Second Annual Postgraduate Program of the American Society for Reproductive Medicine in Toronto, Canada, September 1999: 15–32

[31] Hargreave TB, Elton RA (1983) Is conventional sperm analysis of any use? Br J Urol 55: 774–779

[32] Smith KD, Rodriguez-Rigau LJ, Steinberger E (1977) Relation between indices of semen analysis and pregnancy rate in infertile couples. Fertil Steril 28: 1314–1319

[33] Zukerman Z, Rodriguez-Rigau LJ, Smith KD, Steinberger E (1977) Frequency distribution of sperm counts in fertile and infertile males. Fertil Steril 28: 1310–1313

[34] Steinberger E, Rodriguez-Rigau LJ (1983) The infertile couple. J Androl 4: 111–118

[35] Schoysman R, Gerris J (1983) Twelve-year follow-up study of pregnancy rates in 1291 couples with idiopathically impathically impaired male fertility. Acta Eur Fertil 14: 51–56

[36] Samplaski MK, Lo KC, Grober ED, Zini A, Jarvi KA (2017) Varicocelectomy to "upgrade" semen quality to allow couples to use less invasive forms of assisted reproductive technology. Fertil Steril 108: 609–612

[37] Mordel N, Mor-Yosef S, Margalioth EJ, et al (1990) Spermatic vein ligation as treatment for male infertility. Justification by postoperative semen improvement and pregnancy rates. J Reprod Med 35: 123–127

[38] Macleod J, Gold RZ (1953) The male factor in fertility and infertility. VI. Semen quality and certain other factors in relation to ease of conception. Fertil Steril 4: 10–33

[39] Macleod J, Gold RZ (1951) The male factor in fertility and infertility. II. Spermatozoon counts in 1000 men of known fertility and in 1000 cases of infertile marriage. J Urol 66: 436–449

[40] Silber SJ, Nagy Z, Devroey P, Camus M, Van Steirteghem AC (1997) The effect of female age and ovarian reserve on pregnancy rate in male infertility: treatment of azoospermia with sperm retrieval and intracytoplasmic sperm injection. Hum Reprod 12: 2693–2700

[41] Rodriguez-Rigau LJ, Smith KD, Steinberger E (1978) Relationship of varicocele to sperm output and fertility of male partners in infertile couples. J Urol 120: 691–694

16 | 卡尔曼综合征和垂体功能减退

特发性先天性低促性腺素性功能减退症（CHH）是一种罕见的生殖功能障碍，主要由促性腺激素释放激素（GnRH）缺乏引起，但具有明显的遗传异质性。临床上，这种疾病的特征是黄体生成素（LH）和卵泡刺激素（FSH）水平较低，同时血液循环睾酮浓度极低，当然还有无精子症。在大约50%的病例中，CHH患者还有嗅觉下降或嗅觉缺乏的症状（分别是嗅觉减退或嗅觉丧失），这被称为卡尔曼综合征（KS）[1-3]。

1856年，Maestree San Juan[1]首次发现了KS，他观察到患者的嗅觉结构有缺陷，并且阴茎较小。几年后，Kallmann等[2]确定了这种情况的遗传性。在20世纪50年代，De Morsier和Gauthier[4]进一步描述了多个性腺功能减退的雄性大鼠嗅球（OB）及其轴突部分或完全缺失。垂体功能减退也可以由脑损伤或垂体瘤切除引起。所有这些导致垂体功能减退的原因都是罕见的，但它们的治疗有助于了解激素对精子发生的控制。

由Sherins等在NIH进行的一项大型研究中，患有卡尔曼综合征和低促性腺素性功能减退症的无精子症男性接受了促性腺激素治疗[5-8]。他们的睾丸都很小，且基本未发育，FSH、LH和睾酮水平都检测不到。首先，他让他们每周3次使用2 500 U的HCG，持续1年。他们的睾酮水平和雄激素水平都正常，但他们仍然患无精子症。睾丸活检显示，粗线期精母细胞的所有精子发生阶段都恢复正常，但没有成熟细胞。换言之，单用HCG替代治疗，精原细胞可以进入减数分裂，但在第一次减数分裂（M I）完成之前就停止了。

当他们增加FSH治疗时，减数分裂可以完成，精子发生正常，此时精子出现在射出的精液中。然而，这些精子的数量一直较少。有趣的是，尽管精子数量很低，这些男性还是能够生育，并且很容易让年轻的妻子受孕。这证明了将精子数量低等同于男性不育存在一定的局限性。

然后，如果患者继续使用HCG，但停用FSH，尽管缺少了FSH，他仍然可以继续生育，精子生成没有减少。因此，一旦FSH被添加到HCG中，并且成熟停滞和减数分裂停滞被解除，FSH就可以停用，并且仅用HCG就可以维持精子发生。

然而，如果HCG也被终止，那么重启HCG只会再次刺激精母细胞向粗线期的精母细胞分化,并再次在减数分裂后期停止。此外,在尝试仅用FSH而不使用HCG治疗垂体功能减退症时,可能会有一些精子发育,但患者在添加HCG之前不会生育。因此,单用HCG或FSH都是不够的。

这些发现在另一组非常罕见的病例中被重复,这些病例被称为"可育太监"综合征。男性FSH水平正常,但没有LH生成,确实有精子生成,但精子质量很差,而且非常稀少。当给他们注射HCG时,精子发生完全正常,然后他们生育力得到恢复。因此,HCG可以启动精子发生但不能使之完成。而FSH可以启动精子发生并促使完成,但不足以保证精子发生的数量或质量。

因此,治疗垂体功能减退症或卡尔曼综合征需要FSH和HCG联用。单独靠其中一种药物都是不够的。一般剂量为75 U FSH,每周3次,2 500 U HCG,每周3次。在监测激素水平的基础上这可能需要进行一些调整。可能需要4~9个月才能在射出的精液中看到精子。这种治疗方案时间长,费用高。因此,一旦射出的精液中有精子,最好将其冷冻进行ICSI(见本节后面的部分),转而使用简单的睾酮替代疗法,或者仅仅停留在HCG上,停止FSH。几乎所有的男性都能获得成功。

（张辰望　刘凯峰　译,杨慎敏　审校）

参考文献

[1] Kallmann FJ, Schoenfeld WA, Barrera SE (1944) The genetic aspects of primary eunuchoidism. Am J Ment Defic 158: 203−236

[2] Kim SH (2015) Congenital hypogonadotropic hypogonadism and Kallmann syndrome: past, present, and future. Endocrinol Metab (Seoul) 30: 456−466

[3] De Morsier G, Gauthier G (1963) Olfacto-genital dysplasia. Pathol Biol (Paris) 11: 1267−1272

[4] Quaynor SD, Kim HG, Cappello EM, et al (2011) The prevalence of digenic mutations in patients with normosmic hypogonadotropic hypogonadism and Kallmann syndrome. Fertil Steril 96: 1424−1430.e6

[5] Sherins RJ (2000) The future of andrology in the next millennium. J Androl 21: 166−167

[6] Xu N, Kim HG, Bhagavath B, et al (2011) Nasal embryonic LHRH factor (NELF) mutations in patients with normosmic hypogonadotropic hypogonadism and Kallmann syndrome. Fertil Steril 95: 1613−1620.e1−7

[7] Park JK, Ozata M, Chorich LP, et al (2004) Analysis of the PROP1 gene in a large cohort of patients with idiopathic hypogonadotropic hypogonadism. Clin Endocrinol (Oxf) 60: 147−149

[8] Gromoll J, Eiholzer U, Nieschlag E, Simoni M (2000) Male hypogonadism caused by homozygous deletion of exon 10 of the luteinizing hormone (LH) receptor: differential action of human chorionic gonadotropin and LH. J Clin Endocrinol Metab 85(6): 2281

第三部分

前 沿

17 | 男性不育的遗传控制及对 Y 染色体的认识

Y染色体是研究精子发生遗传调控的一个非常丰富的区域。Y染色体包含60个多拷贝基因，它们由集中在多重序列区域的9个不同的基因家族组成，这些多重序列称为扩增子。扩增子排列在被称为回文的镜像图像中，它含有许多睾丸特有的生精基因。这种非常复杂的模式很容易由自身同源重组而导致缺失，并可以解释为什么一些无精子症男性中可以存在少量精子。这也是了解精子发生的遗传调控机制的开始。

1993年，无精子症卵细胞质内单精子注射（ICSI）和睾丸取精术（TESE）得到发展，与此同时，我们开始在无精子症男性和可育对照男性群体中通过定位Y染色体来研究男性不育的遗传原因，并最终进行了Y染色体测序。这让我们理解了为什么在之前被认为不会产生精子的无精子症男性的睾丸中经常发现少量精子[1-8]。随后，许多关于男性不育症遗传学的研究都集中在Y染色体的畸变上。这种男性特有的Y染色体包含了许多与精子发生有关的基因，它们集中在一种特殊的核苷酸重复和镜像反转模式中，被称为扩增子和回文序列。在严重不育男性中有15%可发现Y染色体这些区域的缺失，有研究指出这些缺失可通过ICSI传递给男性后代，并且可能会导致这些孩子在以后的生活中出现生育问题[5,9,10]。

然而，Y染色体的序列也给了我们一个启示：一些男性不育基因很可能广泛存在于整个基因组中，并可以将不育遗传给ICSI的后代。更重要的是，了解Y染色体有助于我们理解为什么看似无精子症的男性通常会有一些残余的少量精子发生，并可以成功用于TESE-ICSI[11-13]。Y染色体上精子发生所需的许多基因都有多个拷贝，甚至在基因组的其他地方也有"备份"，如 *DAZL* 和 *CDYL*[6,14,15]。另一个更广泛的科学益处是，它开拓了我们对性别决定的整体理解，并有助于解释特纳综合征的起源[16]。事实上，关于男性不育和Y染色体的研究已经十分深入，它们可以解释为什么患有特纳综合征的XO女性患者通常不是由于女性胚胎中的X染色体丢失，而是由于男性胚胎中的Y染色体丢失，以及为什么XO女性总是嵌合体，尽管她们的核型没有显示出来。这也解释了为什么在XXY克兰费尔特综合征男性的小睾丸中通常有少量的精子发生。他们也是嵌合体。

17.1　Y染色体和ICSI

在1992年以前,不育夫妇中如果男方精子严重受损,则没有良好的治疗方法。实际上,现在仍然没有临床疗法来解决精子发生障碍[17-30]。自1992年我们和布鲁塞尔荷兰语自由大学开展TESE和ICSI以来,我们对男性不育症的认识发生了革命性的变化[31,32]。即使射出精液中几乎100%的精子形态异常和(或)仅有稀少的精子,这类最严重男性不育夫妇的妊娠率和分娩率与用正常精子进行的传统IVF相比,并无明显差异[13,33-35]。

1993年,我们首次将显微外科附睾精子抽吸(MESA)技术与ICSI结合,用于梗阻性无精子症的治疗[3,12,36-38]。几个月后,我们又发现TESE对大多数非梗阻性无精子症也有效[3,12,13,38,39]。这是因为虽然据推测60%的无精子症患者没有精子产生,但实际上有微量精子在他们睾丸中产生,虽然数量不足以溢出到射出的精液中,但足以用于ICSI[11,13,27,39-46]。因此,即使是精子数量极少或精子少到不足以射出的男性,通过使用TESE-ICSI也可能有自己的孩子[3,10,47]。

通过这些非梗阻性无精子症和严重少精子症的病例,人们开始极大地关注患者子代的生育能力。如果严重的少精子症或无精子症可以遗传,那么ICSI可能会使后代出现潜在的男性不育问题[48]。实际上,如果所有无精子症中有一半接受ICSI,那么男性不育症的发生率将在7代内翻倍[49]。我们的患者通常并不担心这种情况,因为他们认为,如果他们可以通过ICSI成功怀孕,那他们的孩子也可以。

核型分析显示,约1%的无精子症出现常染色体结构的染色体异常,如易位和倒位,而无精子症最常见的染色体核型异常涉及性染色体,如克兰费尔特综合征(47,XXY)[50-64]。令人惊讶的是,在大多数病例里,我们通常可以找到一些稀少精子,足以使用ICSI进行受精[44,65-67]。克兰费尔特综合征(XXY)男性睾丸中存在正常的X和Y精子的原因是,它们确实在睾丸中是嵌合的,尽管在外周血中不是如此。无精子症人群中克兰费尔特综合征的发病率存在争议,5%～15%不等。这样,Y染色体缺失(15%)、克兰费尔特综合征和易位加起来占非梗阻性无精子症的20%～30%。

Y染色体参与男性不育症的猜测实际上是从40多年前报道的细胞遗传学证据开始的[68]。这项核型分析研究显示,在表型正常的无精子症中,极少数(0.5%)患者的Y染色体末端有明显的缺失。然后就提出了Y染色体包含所谓的无精子因子(AZF)基因的假设。19世纪90年代中期,我们发现Y染色体的长臂包含不止一个,而是许多不同的缺失间隔,并且至少有60个属于9个基因家族的基因,这些基因的唯一功能是生精[1-4,6-8,69,70]。有趣的是,Y染色体上的这些多拷贝精子发生基因中的几个在基因组其他位置具有"备份"同源基因,例如3号染色体上的DAZL和6号染色体上的CDYL。这就是为什么在这种无精子症患者中(具有常染色体基因备份),我们仍然可以通过TESE找到一些足以进行ICSI的精子的原因。

事实上，患有无精子症或严重少精症患者的Y染色体上一个或多个这些区域的缺失频率为15%（图17.1）[1,3,70]。在我们初次报道之后，现在全世界大多数实验室都常规报告无精子症和重度少精子症患者Y染色体的这些亚显微结构的缺失[25,69,71-101]。实际上，现在世界上大多数国家/地区，对进行辅助生殖的严重少精子症和无精子症患者进行Y染色体缺失筛查已成为标准做法。但是，鉴于这些基因存在常染色体备份，全面研究人类外显子可能会发现更多种特异性控制精子发生的基因。这些基因存在与缺失对于精子发生或生殖细胞发育一定是具有特异性的，因为许多无精子症患者在其他方面非常健康。

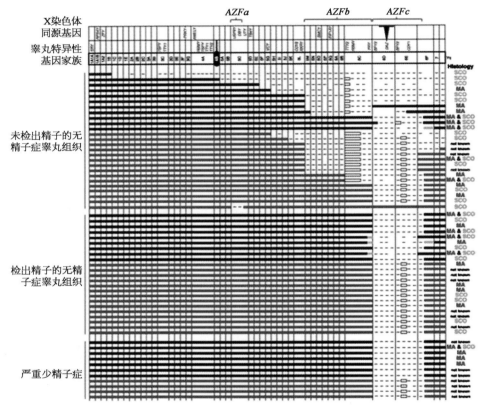

图 17.1　无精子症和严重少精症男性的Y染色体缺失和不同组织学特征

17.2　*AZFa* 区

AZFa 区与 *AZFb* 区和 *AZFc* 区明显不同的是它具有非重复结构域，并且缺失频率低（图17.2）。*AZFa* 缺失患者极其罕见，目前仅有少数几例报道[69,79,87,102-105]。尽管如此，针对该区域的研究对了解男性不育症的遗传机制具有非常重要的作用。*AZFa* 区域长度约为80万个碱基（800 kb），包含两个有功能的单拷贝基因——*USP9Y* 和 *DBY*[104,105]。第一个也是唯

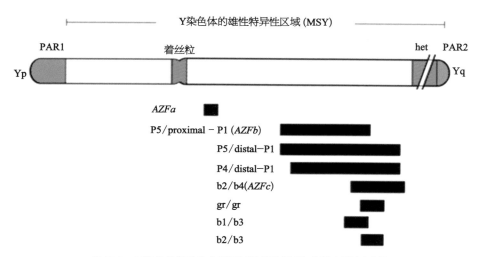

图 17.2　Y 染色体微缺失主要区域的简化图（包含较少研究区域）

一一个被报道的 *AZFa* 区域基因突变不是大的微缺失而是一个点突变,这导致 Y 染色体上单基因缺陷发生精子生成障碍[104]。*AZFa* 区缺少重复序列,不同于 Y 染色体其他部分,这使 Y 染色体上基因点突变功能机制研究较早在 *AZFa* 区展开。Y 染色体上其他精子生成相关基因大部分都是多拷贝基因(如 *AZFb* 区和 *AZFc* 区基因),在这些多拷贝基因中研究点突变对基因功能影响是非常困难的。一个基因家族中单个基因的点突变是否会引起严重的不育表型,也是值得思考的问题,因为其他完整拷贝基因可能会补偿突变基因的功能。这就是为什么精子生成障碍会以不同的程度出现,甚至无精子症患者睾丸中仍"隐匿"有少量正常精子存在[4,5,8,10]。

　　AZFa 区为多个基因相互作用和功能重叠研究提供了一个很好的模型,并阐明了精子生成中遗传调控的多基因性。如果 *AZFa* 区域整体缺失,即 *DBY* 和 *USP9Y* 同时丢失,会引起严重的精子生成障碍,患者一般是无精子的。相反,仅一个基因功能受到影响时,如定点突变 *USP9Y*,会导致轻度精子成熟障碍,生精小管中一些粗线期精子细胞向成熟精子生成受到阻滞。因此,*DBY* 基因(*AZFa* 区中另一基因)功能缺失可能会加剧 *USP9Y* 基因功能丧失引起的生精障碍。

17.3　*AZFb* 区

　　AZFb 区域的缺失比 *AZFa* 区域的缺失更为普遍,但仍然只能在极小的一部分无精子症男性中发现[69,95,106-108]。所有 *AZFb* 缺失的男性都患有无精子症,并且睾丸中完全无精子。因此,没有关于将 *AZFb* 缺失传递给 ICSI 后代的报道,这点与 *AZFa* 缺失相类似。有意思的是,这些无精子症的男性,尽管缺失了大量的核苷酸序列,却仅仅只是精子成熟停滞,而不是仅存在支持细胞。与 *AZFa* 相比,许多功能活跃的基因聚集在 *AZFb* 区域内[81,106,112,113],由

于该区域内存在多个重复序列,准确定义*AZFb*区域比较困难,但现在已经阐明了*AZFb*区域的确切组成和范围,而且整个Y染色体的序列都已测序完成[8,106]。

实际上,这个区域常简单的指*AZFb*与*AZFc*重叠的区域,并且具有以复杂回文序列(反向重复序列)排列的大量基因和"假基因"(*RBMY*, *PRY*, *TTTY*)重复拷贝。这就是为什么我们从技术上反对这种常用术语"*AZFb*"。我们倾向更具体的术语"回文"。与*AZFc*相比,Y染色体此区域的缺失范围广泛且不常见,它们是由其反向重复序列中心脆弱"断裂点"引起的。与困扰*AZFc*区的机制相比,这是一种不太常见的删除机制。

17.4 *AZFc*区

在Y染色体中最常见的缺失同时也是研究最透彻的区域是*AZFc*区。12%的无精子症男性和6%的严重少精子症男性中均发现*AZFc*区的缺失[1-3,70]。完整的*AZFc*区核苷酸序列表明它具有特殊的结构和遗传组成。该区域由多处大片的完全一致的重复序列(又称为扩增子)构成,这些重复序列以直接、反向或回文方式排列。*AZFc*区长度约为3.5 Mb(虽然较长,但不及8 Mb的*AZFb*区),*AZFc*区包含7个不同的基因家族共19个基因,它们全都特异性地只在睾丸中表达(图17.3)。所谓的*AZFc*区微缺失其实是一大段DNA的缺失,只是缺失的长度并不足以通过核型分析检测出来。有趣的是,Y染色体上3.5 Mb的*AZFc*区的大段缺失似乎除了影响精子发生以外并没有其他的影响,这也意味着Y染色体此区域功能具有高度特异性[2]。这些基因只影响精子发生,并不产生其他影响。

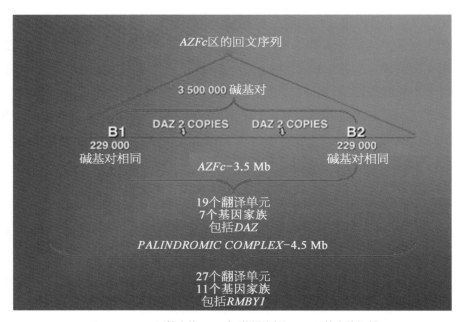

图17.3 *AZFc*区缺失的DNA序列界限图及*AZFc*区缺失的机制

17.5　DAZ 基因家族

　　DAZ 基因家族是位于 AZFc 区上 7 种基因家族中的一种,它是 Y 染色体上最早发现与精子发生相关的基因家族之一,包括 4 种亚型[1,6]。事实证明,DAZ 及其家族成员在调控原始生殖细胞分化成为卵原细胞及精原细胞过程中起着非常重要的作用。人类的 DAZ 基因被证明只在精原细胞及早期初级精母细胞中特异性转录[114]。有趣的是,DAZ 在其他物种中的同源基因也被证明在精子发生中起着非常重要的作用,这也意味着这个基因家族不仅仅在人类,在其他物种的雄性生殖中同样起着关键且保守的作用。DAZ 的同源基因在果蝇中称为 boule,在小鼠中称为 Dazl,在蛙类称为 Xdazl,在蠕虫中称为 daz-l[115-120]。因此,DAZ 是最古老、最保守的调控精子发生的基因。与人类不同,DAZ 基因在其他物种中通常是单拷贝的,并且更常位于常染色体,而非 Y 染色体。在人类中 DAZ 基因位于 Y 染色体上,它包含 4 个几乎相同的拷贝(99.9% 的同源),这 4 个拷贝平均分配在 2 个基因簇上[2,7]。

　　在人类及大部分动物中,也包含 DAZ 在常染色体上的同源基因 DAZL,它定位在人类 3 号染色体上[6]。3 000 万年前,灵长类在进化过程中分化出新旧世界猴的某个时候,DAZL 基因经过一个简单的易位到了 Y 染色体上。自 3 号常染色体上的 DAZL 基因易位到 Y 染色体上起,它经过不断扩增及修饰,从而变成了如今包含 Y 染色体上 4 个拷贝和 3 号染色体上 2 个拷贝的现代人类 DAZ 基因家族。事实上,在人类还存在一个 DAZ 基因家族的同源基因称为 BOULE,与 DAZ 和 DAZL 相比,它更类似于果蝇中的 boule[121]。在这个有趣的基因家族中,这三个基因相互之间的作用及可能存在的功能重叠(姑且称之为基因备份)为无精子症患者睾丸中发现幸存的精子提供了线索。事实上,80% 的 AZFc 区缺失患者经过睾丸取精术可以获得一些精子[4,9,10]。

　　在雄性和雌性的生殖细胞发育过程中,DAZL 都普遍起着重要作用,并且它也是胚胎早期,上胚层分化成为原始生殖细胞过程中所必需的(见本书第一部分)[122]。当早期原始生殖细胞在上胚层中产生后,它们开始朝着背脊迁移最终进入生殖嵴(男性的睾丸雏形或女性的卵巢雏形)。然而,除非 DAZL 基因"授权",否则这些原始生殖细胞仍然无法分化成为生殖细胞(精原干细胞或卵原细胞)。而生殖嵴中维甲酸上调 STRA8,这个基因在雌性中起着启动减数分裂的作用,但在雄性中它被支持细胞所阻断。事实上无论在雄性或雌性中,与原始生殖细胞类似的上胚层干细胞都需要经过 DAZL "授权"才能分化成为生殖细胞。

　　现在再说到精子发生及男性不育症,3 号染色体上的 DAZL 基因是人类 DAZ 基因的源头,3 000 万年前,它从 3 号染色体上易位到 Y 染色体上,从而变成了如今的 DAZ 基因。Y 染色体由于在减数分裂中未经过重组,意味着它成为了基因扩增的避风港,这对雄性是有益的,对于雌性则相反。这也是在悠久的进化过程中,Y 染色体能不断积累其他基因组中调控精子发生基因的原因。在哺乳动物的 Y 染色体或者是其他性染色体如鸟类的 W 染色体,这些不同物种的性染色体以不同方式在连续不断地进化,通常都是完全不同的基因和核苷酸序列,但这些进化又有同一个主旨:由于重组失败导致的X染色体退化及与之同时整个基因组中雄性特异的精子发生调控基因的积累与扩增。正是由于基因拷贝的多样性(事实上大部分来自常染色体同源基因),使得所有这些基因拷贝都定量地影响了精子产生的总量,这也解释了我们之所以能在无精子症患者通过睾丸取精术找到少量精子,是由于即使精子发生基因大部分的拷贝都缺失了,但仍然存在至少一个剩余的拷贝(如3号染色体上的 *DAZL*)能起到挽救精子发生的作用。

整个 *AZFc* 区的缺失会导致 *DAZ* 4个拷贝全部缺失。然而最新研究发现,在不育症男性中也发现了 *DAZ* 基因的不完全缺失,但这些相对较小的缺失只出现在轻度少精子症患者中,这意味着可能存在基因的剂量效应,如缺失 *DAZ* 2个拷贝的男性受到的影响要小于4个拷贝都缺失的男性[123-127]。这被称为GR-GR缺失,即 *AZFc* 区一半缺失。还存在一些研究较少的 *AZFc* 区缺失,如B1-B3和B2-B3。这些数据都证明了不育症是一种复杂的多基因疾病,并且这种由于不同基因或者同一家族中的部分基因造成的异常最终会导致不同程度的精子发生障碍。

17.6 新发Y染色体缺失的机制

奇怪的是,患有非梗阻性无精子症或严重少精子症的患者很少有其他遗传或健康问题。在果蝇文献中,这称为"纯不育"。对涉及 *AZFa* 和 *AZFc* 缺失的研究提供了有关缺失机制的有趣数据,这为人类和其他没有"精子竞争"的物种的精子发生不可抗拒的减退提供了启示。Y染色体上的缺失是由高度相似和相同的序列之间的"非法"同源重组引起的,这些序列在Y染色体上非常丰富(图17.3)。例如,两个相同序列延伸之间的同源重组导致插入的 *AZFa* 或 *AZFc* 区域的缺失[105,128,129]。而由于 *AZFa* 中相同核苷酸重复序列比 *AZFc* 中的序列短,因此 *AZFa* 缺失非常罕见,而 *AZFc* 缺失很常见。

对于 *AZFc*,用于同源重组的底物是两个长度为229 kb的重复序列,同源性>99.9%[2]。这些缺失发生的频率似乎与同源序列的长度相对应。因此,由229 kb重复序列同源重组引起的 *AZFc* 缺失比仅由10 kb的重复引起的 *AZFa* 缺失要普遍得多。Y染色体的高度重复性似乎是其在进化时间范围内不稳定及当前男性不育症患者患病的原因,但这也是Y染色体的生存之道(尽管低效),称为"基因转换"[130]。基因转换仅仅意味着由于大多数Y染色体不能完全与其同源染色体X重组。与减数分裂重组相比,这种DNA"修复"的效率较低,但足以使本来恶化的Y染色体通过扩增成为其雄性特异性基因的多个拷贝而存活得很好。

正因为Y染色体上的X同源基因由于其非结合Y基因的减数分裂失败而退化,使得我们如何生存的这个问题变得令人着迷[131,132]。实际上,X同源Y基因的这种退化是"X失活"逐渐演化的原因,而"X失活"使得尽管基因剂量不同,但男性和女性也处于平等地位。当Y染色体上的X同源基因退化时,必须演化出一种机制利于物种生存。X基因必须增加表达,所以雄性才可能存活,并且他们还必须让其中一半"失活"(X失活),这样雌性才可能存活。

17.7　人类 Y 染色体的进化

是什么使Y染色体及其复杂的重复序列、多态性和退化区域成为男性不育症研究的一个有趣对象? 答案就在X染色体和Y染色体的进化历史中(图17.4)。在哺乳动物过去2.4亿~3.2亿年的进化过程中,X染色体和Y染色体由最初的一对普通常染色体进化而来[14, 131-138]。在该进化过程中,Y染色体上原来大多数X同源基因由于缺少减数分裂的同源重组而丢失,控制精子发生的基因也从常染色体转到Y染色体上。一旦进入Y染色体,这些先前的常染色体基因通过"基因转换"过程扩增成多个拷贝连接到Y染色体上,并变得更加突出和重要[6, 130, 139]。通过常染色体转移到Y染色体的控制精子生成的基因包括:DAZ基因(源于常染色体3号染色体)和CDY基因(源于常染色体6号染色体),它们是AZFc区域内7个基因家族中的两个成员[6, 15]。而Y染色体上其他精子生成基因,如RBMY,则一直保持在X染色体上的原始位置[140-143]。保留在X染色体上的先祖基因(RBMX)仍具有广泛的细胞功能,而存于Y染色体上的RBMY进化成为控制雄性精子发生的特定功能基因[142, 144-146]。雄性受益基因经历数百万年进化积聚到Y染色体上,主要通过以下3种方式: ① 保留祖先X染色体上进化出的具有雄性特异性功能的基因(RBM到RBMY); ② 通过逆转录作用从常染色体移位(从CDL到CDY); ③ 从常染色体通过易位进行转位(DAZL到DAZ)。

现代的X染色体和Y染色体的进化是从一对普通常染色体上的男性性别决定基因(现称为SRY)的出现开始的[15, 137, 138, 142]。尽管大部分基因退化并缺少减数分裂的DNA修复机制,与非重组SRY相关的有助于男性发育并拮抗向女性发育的基因在Y染色体上进化与发展[146-151]。

关于X染色体与Y染色体进化的另一个问题就是退化的Y染色体是如何继续存在? 这对理解男性不育和ICSI至关重要。携带雄性决定基因的Y染色体由于缺乏重组,导致1 438个先祖基因(X染色体上相应的基因数目)的大多数完全退化和基因功能丧失,仅聚集有60个基因(9个基因家族),并且这些雄性特异性基因都位于易丢失的区域。那么Y染色体到底如何生存? 为什么人类能够继续保持着精子发生?

这些问题的答案就是"基因转换"[130]。这能够回答扩增重复和回文反转的问题。在减数分裂常染色体重组过程中,DNA交换可以校正生殖细胞中积累的错误突变。从某种意义上说,常染色体彼此发生了"性行为"(同源重组)。然而,这种减数分裂校正功能不可能发生在Y染色体的非重组区域。相反,Y染色体自身可以发生"性行为",即Y染色体上本身具有的一些相似重复序列发生"重组",从某种意义上说,这种自身的彼此结合,并非严格意义上的同源重组。这种"基因转换"创造并修复了Y染色体的多个拷贝和倒转的DNA重复序列,确保了Y染色体和其他决定性别的染色体功能正常。因此,如果精子生成基因的拷贝发生损伤或缺失,那么还有其他备份拷贝仍可以在某种程度上挽救精子发生。

有关Y染色体缺失研究中,最让人困惑的就是所谓的"末端缺失",如图17.1所示的6种情况。在分子水平分析,这些现象并不能与间质缺失关联起来,更像"等臂双着丝粒",这意味着Y染色体并不是直接到达终点,而是通过自身的相同拷贝和相互配对形成双倍情况。这是由于"基因转换"导致的错误现象。因此,与卵巢中X染色体和常染色体发生的标准减数分裂过程相比,"基因转换"作为维持和修复Y染色体的机制具有一定局限性。实际上,基因转换造成的Y染色体等臂双着丝粒现象约导致12%的男性Y染色体异常(无精子症男性约占1.5%),也会致Y染色体完全缺失导致出现XO型特纳综合征女性。即在等距Y染色体上两个等臂双着丝粒彼此相距较远,容易出现Y染色体完全消失情况,从而导致XO型特纳综合征。所以,Y染色体末端缺失核型的出现实际上是由于等臂双着丝粒Y染色体不正确的基因转换机制导致的。

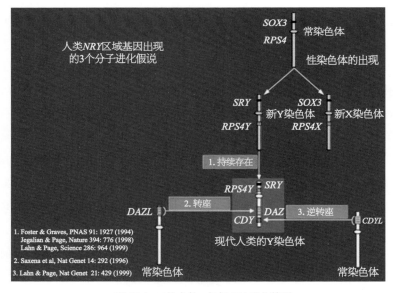

图17.4　Y染色体3亿年来的进化简图

17.8　人类和类人猿的Y染色体及精子发生与"精子竞争"

相较于人类,黑猩猩和大猩猩的精子发生一直很有趣[52,150]。仅重约45 kg(100磅)的黑猩猩具有直径8 cm的巨大圆形(非椭圆形)睾丸,精子数量超过10亿/mL。然而,重达约约 270 kg（600 磅）及以上的大猩猩,睾丸很小,生精能力很差。而且,在较少的关于大猩猩睾丸组织学的文献中,在多数情况下,似乎只有支持细胞[152]。人类作为最接近黑猩猩和大猩猩的近亲,介于两者之间。

最有趣的是将人类的 Y 染色体与黑猩猩的 Y 染色体进行比较,两者均已进行了完整且准确的测序。遗憾的是,大猩猩 Y 染色体尚未被测序。人类和黑猩猩 Y 染色体之间存在一些有趣的差异[153]。黑猩猩 Y 染色体比人类有更多的扩增子和回文序列,但扩增子基因却少得多（25 个,人类有 60 个）。因此,黑猩猩精子产量的增加不能用 Y 染色体上更多睾丸特异性基因的存在来解释。但是,黑猩猩 Y 染色体缺少在人类 AZFc 区中有两个拷贝的 PRY 基因。不能将黑猩猩精子生成的巨大优势归因于具有更多的 Y 染色体精子生成的基因拷贝。但是人类具有黑猩猩所没有的 PRY 基因,该基因可以推测是精子生成的抑制因子。因此,推测黑猩猩中 PRY 的缺失可能是其产生大量精子的原因。此外,有趣的是,这种基因在拥有极高精子数量（近乎 5 亿/mL）的较罕见男性中仅有一个拷贝[154]。因此,比较黑猩猩 Y 染色体与其生育力不那么强大的人类表亲可以帮助我们更好地了解男性不育症患者精子生成的遗传控制。最终,黑猩猩混杂的交配模式培育出了巨大的"精子竞争",使它们的精子生成能力比人类提高了 10 倍。

17.9 Y 染色体上无法辨别的其他男性不育基因

尽管男性不育症的大多数遗传学研究集中在 Y 染色体上,但是人类基因组中肯定还存在许多精子生成相关的其他基因。这些基因极少发生变异,因此需要对无精子症患者进行大规模的群体研究才能发现。最近的研究和早期预测表明,在整个人类进化过程中,Y 染色体并不是唯一积累有益于精子生成相关基因的染色体[134, 149, 155, 156]。与其相对应的 X 染色体似乎也是精子生成相关基因的理想载体。与 Y 染色体一样,X 染色体在异配子 XY 雄性中也是作为单拷贝形式存在。当然,在雌性卵子中,X 染色体进行正常的减数分裂并通过其配对的 X 染色体进行修复。但是,在睾丸中 X 染色体与 Y 染色体一样,不能进行正常的减数分裂修复。因此,X 染色体无法完全避免与 Y 染色体面临一些相同的问题,而且 X 染色体也具有较大的扩增子区域（小鼠占 12%,人类占 2%）[157]。X 染色体约有 1/3 的进化过程是在睾丸中发生,而非卵巢。此外,X 染色体上的任何遗传改变都会立刻对雄性产生影响,因为雄性细胞不能对 X 染色体变异产生的影响进行补偿或抵消。相对于常染色体,对男性有益的隐性基因突变将优先在 X 染色体中保存延续[155]。X 染色体（仅在卵子的减数分裂时修复,睾丸中不能修复）含有较大的且与 Y 染色体类似的扩增子区,这些区域尚未完全定性,可能含有大量的精子生成相关基因。

实际上,通过对小鼠精原细胞进行逆转录 PCR 差集分析研究发现,雄性生殖细胞减数分裂前期表达的大部分基因确实起源于 X 染色体[156]。小鼠精原细胞特异性表达的 36 个基因中有11个存在于X染色体。由于X染色体在所有哺乳动物中都非常保守(比我们其他任何一个染色体都保守得多),更具讽刺的是,X染色体可能在人类进化过程中对精子生成起着重要作用。

17.10   ICSI后代的Y染色体上基因缺失遗传

随着在越来越多的男性不育症患者中发现病因是Y染色体上基因缺失,有一些人担心这些Y染色体上基因缺失(或者其他男性不育症相关的基因缺失)是否会遗传给那些通过1992年新出现的ICSI技术而产生的后代[5,6,49]。如果这些后代的Y染色体上携带与其父亲一样的遗传缺陷,那他们很有可能也与父亲一样不育。

对于已经成功通过睾丸取精术获得精子的严重少精子症或者无精子症患者,Y染色体长臂上微缺失似乎不会对受精及怀孕产生不利影响[3,5,9,10]。曾经有人担心Y染色体上基因缺失会影响ICSI的结果,但其实并没有[10,101]。因此,Y染色体上基因缺失的男性与无缺失的男性通过ICSI获得后代的概率是均等的。大部分Y染色体上基因缺失影响的基因都特异性地表达于睾丸的精子发生过程中,而对受精及胚胎发育则影响不大。这些患者获得后代的唯一阻碍是可用的精子数量太少,这是可以通过ICSI技术来解决的。

当AZFc区缺失被遗传给下一代时,存在一些关于这些缺失是否会被扩大的担心。但在我们中心,虽然所有Y染色体上基因缺失的患者的后代与其父亲有一样的缺失,但这些缺失并没有扩大[5,9,126,158]。事实上,根据Y染色体上基因缺失的机制,没有足够的理由需要担心这种缺失会扩大。

因此,我们还检查了不育症男性的父亲、兄弟和叔叔们的Y染色体,以检测Y染色体微缺失和他们的生育能力。在所有Y染色体上基因缺失的男性不育症患者中,这些缺失都是新发现的,也就是说,这些患者的父亲都没有Y染色体上基因缺失,这些Y染色体上基因缺失是在这些患者中新出现的。然而,所有通过ICSI获得的Y染色体上基因缺失不育男性的后代,都与其父亲的Y染色体上基因缺失完全一致(图17.5)[9,158]。所以没有任何证据能证明这些男性后代会比他们的父亲更严重。因此,存在男性不育问题的夫妇不用太担心他们的儿子会与其父亲存在同样的问题(图17.6)[159-161]。

因此,可以猜测大部分患者的Y染色体上基因缺失是在其父亲睾丸中精子发生的过程中出现的,而不是在他们胚胎期发育过程中。这是基因交换的异常或者称为"基因重组异常"。可育男性睾丸中出现的这种缺失是由于发生在序列一致的大位点间的偶然同源重组导致的中间序列缺失所造成的。这种缺失发生的准确概率目前尚不知道,但估测每1 000~2 000个新生儿中会出现一个Y染色体上基因缺失[2]。而男孩身上发生Y染色体上基因缺失的机制是,在每一个正常男性睾丸中产生的1 000~2 000个的精子中,就有一个由异常同源重组引起的Y染色体上基因缺失[158]。

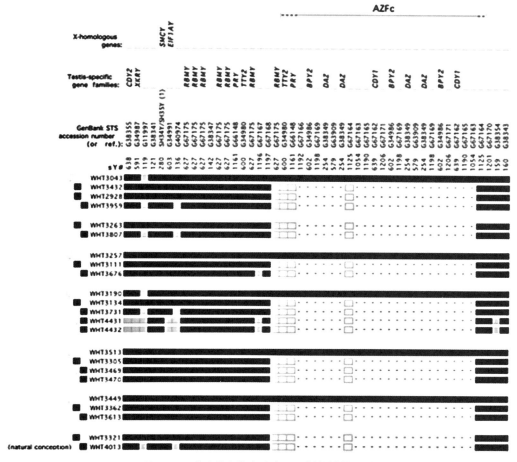

图17.5　Y染色体上缺失通过ICSI遗传给男性后代

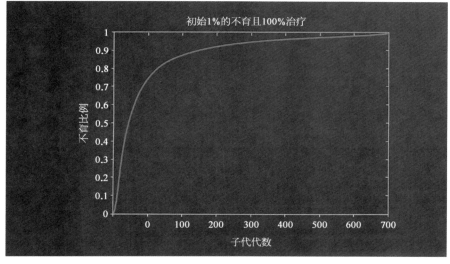

图17.6　严重男性不育症通过ICSI遗传给后代

目前仍然存在70%的非梗阻性无精子症或严重少精子症缺乏遗传解释。但考虑到无精子症和严重少精子症明显不存在家族遗传（除了一些极偶然的家庭或明显的X染色体遗传病），我们仍需要做更多分子研究。然而，与缺乏遗传解释的其他常见"遗传"疾病（如糖尿病和高血压）一样，我们也怀疑这些疾病是由罕见的序列变异引起的，而不是特定的突变。

（朱春辉　张辰望　张胜民　刘宇　刘凯峰　译，杨慎敏　审校）

参考文献

[1] Reijo R, Lee TY, Salo P, Alagappan R, Brown LG, Rosenberg M, et al (1995) Diverse spermatogenic defects in humans caused by Y chromosome deletions encompassing a novel RNA-binding protein gene. Nat Genet 10: 383−393

[2] Kuroda-Kawaguchi T, Skaletsky H, Brown LG, Minx PJ, Cordum HS, Waterston RH, et al (2001) The AZFc region of the Y chromosome features massive palindromes and uniform recurrent deletions in infertile men. Nat Genet 29: 279−286

[3] Silber SJ, Alagappan R, Brown LG, Page DC (1998) Y chromosome deletions in azoospermic and severely oligozoospermmic men undergoing intracytoplasmic sperm injection after testicular sperm extraction. Hum Reprod 13: 3332−3337

[4] Silber SJ, Repping R (2002) Transmission of male infertility to future generations: lessons from the Y chromosome. Hum Reprod 8: 217−229

[5] Page DC, Silber S, Brown LG (1999) Men with infertility caused by AZFc deletion can produce sons by intracytoplasmic sperm injection, but are likely to transmit the deletion and infertility. Hum Reprod 14: 1722−1726

[6] Saxena R, Brown LG, Hawkins T, Alagappan RK, Skaletsky H, Reeve MP, et al (1996) The DAZ gene cluster on the human Y chromosome arose from an autosomal gene that was transposed, repeatedly amplified and pruned. Nat Genet 14: 292−299

[7] Saxena R, de Vries JW, Repping S, Alagappan RK, Skaletsky H, Brown LG, et al (2000) Four DAZ genes in two clusters found in the AZFc region of the human Y chromosome. Genomics 67: 256−267

[8] Skaletsky H, Kuroda-Kawaguchi T, Minx PJ, Cordum HS, Hillier L, Brown LG, et al (2003) The malespecific region of the human Y chromosome is a mosaic of discrete sequence classes. Nature 423: 825−837

[9] Oates RD, Silber S, Brown LG, Page DC (2002) Clinical characterization of 42 oligospermic or azoospermic men with microdeletion of the AZFc region of the Y chromosome, and of 18 children conceived via ICSI. Hum Reprod 11: 2813−2824

[10] Silber SJ, Page DC, Brown LG, Oates R (2001) ICSI results with and without Y chromosomal deletions in men with severe oligozoospermia and azoospermia. 57th Annual Meeting of the ASRM, Orlando, Florida, 2001. Abstract P-83

[11] Silber SJ, Rodriguez-Rigau LJ (1981) Quantitative analysis of testicle biopsy: determination of partial obstruction and prediction of sperm count after surgery for obstruction. Fertil Steril 36: 480−485

[12] Devroey P, Liu J, Nagy Z, Tournaye H, Silber SJ, van Steirteghem AC (1994) Normal fertilization of human oocytes after testicular sperm extraction and intracytoplasmic sperm injection. Fertil Steril 62: 639−641

[13] Silber SJ, van Steirteghem A, Nagy Z, Liu J, Tournaye H, Devroey P (1996) Normal pregnancies resulting from testicular sperm extraction and intracytoplasmic sperm injection for azoospermia due to maturation arrest. Fertil Steril 66: 110−117

[14] Lahn BT, Page DC (1997) Functional coherence of the human Y chromosome. Science 278: 675−680

[15] Lahn BT, Page DC (1999b) Retroposition of autosomal mRNA yielded testis-specific gene family on human Y chromosome. Nat Genet 21: 429−433

[16] Lange J, Skaletsky H, van Daalen SKM, Embry SL, Korver CM, Brown LG, et al (2009) Isodicentric Y chromosomes and sex disorders as byproducts of homologous recombination that maintains palindromes. Cell 138: 855−869

[17] Rodriguez-Rigau LJ, Smith KD, Steinberger E (1978) Relationship of varicocele to sperm output and fertility of male partners in infertile couples. J Urol 120: 691−694

[18] Nilsson S, Edvinsson A, Nilsson B (1979) Improvement of semen and pregnancy rate after ligation and division of the internal spermatic vein: fact or fiction? Br J Urol 51(6): 591

[19] Baker HW, Burger HG, de Kretser DM, Lording DW, McGowan P, Rennie GC (1981) Factors affecting the variability of semen analysis results in infertile men. Int J Androl 4: 609−622

[20] Baker HW, Straffon WG, McGowan MP, Burger HG, de Kretser DM, Hudson B (1985) A controlled trial of the use of erythromycin for men with asthenospermia. Int J Androl 7: 383−388

[21] Baker HW, Burger HG, de Kretser DM, Hudson B, Rennie GC, Straffon WG (1985) Testicular vein ligation and fertility in men with varicoceles. Br Med J 291: 1678−1680

[22] Schoysman R, Gerris J (1983) Twelve-year follow-up study of pregnancy rates in 1291 couples with idiopathically impathically impaired male fertility. Acta Eur Fertil 14: 51−56

[23] Baker HW, Kovacs GT (1985) Spontaneous improvement in semen quality: regression toward the mean. Int J Androl 8: 421−426

[24] Baker HW (1986) Requirements for controlled therapeutic trials in male infertility. Clin Reprod Fertil 4: 13−25

[25] Vermeulen A, Vandeweghe M, Desylpere JP (1986) Prognosis of subfertility in men with corrected or uncorrected varicocele. J Androl 7: 147−155

[26] Silber SJ (1989) The relationship of abnormal semen parameters to male fertility. Hum Reprod 4: 947−953

[27] Silber SJ (2001) The varicocele dilemma. Hum Reprod Update 7: 70−77

[28] Nieschlag E, Hertle L, Fischedick A, Behre HM (1995) Treatment of varicocele: counselling as effective as occlusion of the vena spermatica. Hum Reprod 10: 347−353

[29] Nieschlag E, Hertle L, Fischedick A, Abshagen K, Behre HM (1998) Update on treatment of varicocele: counselling as effective as occlusion of the vena spermatica. Hum Reprod 13: 2147−2150

[30] Devroey P, Vandervorst M, Nagy P, van Steirteghem A (1998) Do we treat the male or his gamete? Hum Reprod 13: 178−185

[31] Palermo G, Joris H, Devroey P, van Steirteghem AC (1992) Pregnancies after intracytoplasmic injection of single spermatozoon into an oocyte. Lancet 340: 17−18

[32] van Steirteghem AC, Nagy Z, Joris H, Liu J, Staessen C, Smitz J, et al (1993) High fertilization and implantation rates after intracytoplasmic sperm injection. Hum Reprod 8: 1061−1066

[33] Liu J, Nagy Z, Joris H, Tournaye H, Devroey P, van Steirteghem AC (1994) Intracytoplasmic sperm injection does not require special treatment of the spermatozoa. Hum Reprod 9: 112730

[34] Liu J, Nagy Z, Joris H, Tournaye H, Smitz J, Camus M, et al (1995) Analysis of 76 total fertilization failure cycles out of 2732 intracytoplasmic sperm injection cycles. Hum Reprod 10: 2630−2636

[35] Nagy ZP, Liu J, Joris H, Verheyen G, Tournaye H, Camus M, et al (1995) The result of intracytoplasmic sperm injection is not related to any of the three basic sperm parameters. Hum Reprod 10: 1123−1129

[36] Devroey P, Silber S, Nagy Z, Liu J, Tournaye H, Joris H, et al (1995) Ongoing pregnancies and birth after intracytoplasmic sperm injection with frozenthawed epididymal spermatozoa. Hum Reprod 10: 903−906

[37] Silber SJ, Nagy ZP, Liu J, Godoy H, Devroey P, van Steirteghem AC (1994) Conventional in-vitro fertilization versus intracytoplasmic sperm injection for patients requiring microsurgical sperm aspiration. Hum Reprod 9: 1705−1709

[38] Silber SJ, van Steirteghem AC, Liu J, Nagy Z, Tournaye H, Devroey P (1995) High fertilization and pregnancy rate after intracytoplasmic sperm injection with spermatozoa obtained from testicle biopsy. Hum Reprod 10: 148−152

[39] Silber SJ, Nagy Z, Liu J, Tournaye H, Lissens W, Ferec C, et al (1995) The use of epididymal and testicular spermatozoa for intracytoplasmic sperm injection: the genetic implications for male infertility. Hum Reprod 10: 2031−2043

[40] Steinberger E, Tjioe DY (1968) A method for quantitative analysis of human seminiferous epithelium. Fertil Steril 19: 959−961

[41] Clermont Y (1972) Kinetics of spermatogenesis in mammals: seminiferous epithelium cycle and spermatogonial renewal. Physiol Rev 52: 198−236

[42] Zukerman Z, Rodriguez-Rigau LJ, Weiss DB, Chowdhury AK, Smith KD (1978) Quantitative analysis of the seminiferous epithelium in human testicular biopsies, and the relation of spermatogenesis to sperm density. Fertil Steril 30: 448−455

[43] Silber SJ, van Steirteghem AC, Devroey P (1995c) Sertoli cell only revisited. Hum Reprod 10: 1031−1032

[44] Silber SJ, Nagy Z, Devroey P, Tournaye H, van Steirteghem AC (1997) Distribution of spermatogenesis in the testicles of azoospermic men: the presence or absence of spermatids in the testes of men with germinal failure. Hum Reprod 12: 2422−2428

[45] Silber SJ, Nagy Z, Devroey P, Camus M, van Steirteghem AC (1997) The effect of female age and ovarian reserve on pregnancy rate in male infertility: treatment of azoospermia with sperm retrieval and intracytoplasmic sperm injection. Hum Reprod 12: 2693−2700

[46] Silber SJ (2000) Microsurgical TESE and the distribution of spermatogenesis in nonobstructive azoospermia. Hum Reprod 15: 2278−2284

[47] Silber SJ (1998) Intracytoplasmic sperm injection today: a personal review. Hum Reprod 13: 208−218

[48] Silber SJ (1998b) The cure and proliferation of male infertility. J Urol 160: 2072−2073

[49] Faddy MJ, Silber SJ, Gosden RG (2001) Intra-cytoplasmic sperm injection and infertility. Nat Genet 29: 131

[50] O'Brien SJ, Wildt DE, Bush M (1986) The cheetah in genetic peril. Sci Am 254: 84−92

[51] O'Brien SJ, Wildt DE, Bush M, Caro TM, Fitz. Gibbon C, Aggundey I, et al (1987) East African cheetahs: evidence for two population bottlenecks? Proc Natl Acad Sci USA 84: 508−511

[52] Short RV (1995) Human reproduction in an evolutionary context. Ann N Y Acad Sci 709: 416−425

[53] Jacobs PA, Strong JA (1959) A case of human intersexuality having a possible XXY sex-determining mechanism. Nature 183: 302−303

[54] Kjessler B (1966) Karyotype, meiosis and spermatogenesis in a sample of men attending an infertility clinic. Monogr Hum Genet 2: 1−93

[55] Olson SD, Magenis RE (1998) Preferential paternal origin of de novo structural rearrangements. In: Daniel A (ed) The cytogenetics of mammalian autosomal rearrangements. Alan R. Liss, New York, pp 583−599

[56] Jacobs PA, Browne C, Gregson N, Joyce C, White H (1992) Estimates of the frequency of chromosome abnormalities detectable in unselected newborns using moderate levels of banding. J Med Genet 29: 103−108

[57] Bonduelle M, Legein J, Derde MP, Buysse A, Schietecatte J, Wisanto A, et al (1995) Comparative follow-up study of 130 children born after intracytoplasmic sperm injection and 130 children born after in-vitro fertilization. Hum Reprod 10: 3327−3331

[58] Bonduelle M, Wilikens AA (1998) Prospective follow-up study of 1,987 children born after intracytoplasmic sperm injection (ICSI). In: Filicori M, Flamigni C (eds) Treatment of infertility: the new frontiers. Communications Media for Education, Princeton, pp 445−461

[59] Bonduelle M, Aytoz A, van Assche E, Devroey P, Liebaers I, van Steirteghem A (1998) Incidence of chromosomal aberrations in children born after assisted reproduction through intracytoplasmic sperm injection. Hum Reprod 13: 781−782

[60] Bonduelle M, Camus M, de Vos A, Staessen C, Tournaye H, van Assche E, et al (1999) Seven years of intracytoplasmic sperm injection and follow-up of 1987 subsequent children. Hum Reprod 14: 243−264

[61] Bonduelle M, Deketelaere V, Liebaers I, Buysse A, Devroey P, van Steirteghem A. Pregnancy outcome after ICSI: a cohort study of 2995 IVF children and 2899 ICSI children. Hum Reprod 2001; 16. Abstr. Bk. 1: O-099.

[62] van Assche E, Bonduelle M, Tournaye H, Joris H, Verheyen G, Devroey P, et al (1996) Cytogenetics of infertile men. Hum Reprod 11: 1−24

[63] Tuerlings JH, de France HF, Hamers A, Hordijk R, van Hemel JO, Hansson K, et al (1998) Chromosome studies in 1792 males prior to intra-cytoplasmic sperm injection: the Dutch experience. Eur J Hum Genet 6: 194−200

[64] Egozcue S, Blanco J, Vendrell JM, Garcia F, Veiga A, Aran B, et al (2000) Human male infertility: chromosome anomalies, meiotic disorders, abnormal spermatozoa and recurrent abortion. Hum Reprod Update 6: 93−105

[65] Chandley A (1979) The chromosomal basis of human infertility. Br Med Bull 35: 181−186

[66] Tournaye H, Staessen C, Liebars I, van Assche E, Devroey P, Bonduelle M, et al (1996) Testicular sperm recovery in nine 47, XXY Klinefelter patients. Hum Reprod 11: 1644−1649

[67] Schiff JD, Palermo GD, Veeck LL, Goldstein M, Rosenwaks Z, Schlegel PN (2005) Success of testicular sperm extraction [corrected] and intracytoplasmic sperm injection in men with Klinefelter syndrome. J Clin Endocrinol Metab 90: 6263−6267

[68] Tiepolo L, Zuffardi O (1976) Localization of factors controlling spermatogenesis in the nonfluorescent portion of the human Y chromosome long arm. Hum Genet 34: 119−124

[69] Vogt PH, Edelmann A, Kirsch S, Henegariu O, Hirschmann P, Kiesewetter F et al (1996) Human Y chromosome azoospermia factors (AZF) mapped to different subregions in Yq11. Hum Mol Genet 5: 933−943

[70] Reijo R, Alagappan RK, Patrizio P, Page DC (1996) Severe oligozoospermia resulting from deletions of azoospermia factor gene on Y chromosome. Lancet 347: 1290−1293

[71] Ma K, Sharkey A, Kirsch S, Vogt P, Keil R, Hargreave TB, et al (1992) Toward the molecular localization of the AZF locus: mapping of microdeletions in azoospermic men within 14 subintervals of interval 6 of the human Y chromosome. Hum Mol Genet (1): 29−33

[72] Bhasin S, de Kretser DM, Baker HW (1994) Pathophysiology and natural history of male infertility. J Clin Endocrinol Metab 79: 1525−1529

[73] Kent-First MG, Kol S, Muattem A, Ofir R, Manor D, Blazer S, et al (1996) The incidence and possible relevance of Y-linked microdeletions in babies born after intracytoplasmic sperm injection and their infertile fathers. Mol Hum Reprod 2: 943−950

[74] Kent-First M, Muallem A, Shulz J, Pryor J, Roberts K, Nolten W, et al (1999) Defining regions of the Y-chromosome responsible for male infertility and identification of a fourth AZF region (AZFd) by Y-chromosome microdeletion detection. Mol Reprod Dev 53: 27−41

[75] Morris RS, Gleicher N (1996) Genetic abnormalities, male infertility, and ICSI. Lancet 347: 1277

[76] Najmbadi H, Huang V, Yen P, Subbarao MN, Bhasin D, Banaag L, et al (1996) Substantial prevalence of microdeletions of the Y-chromosome in infertile men with idiopathic azoospermia and oligozoospermia detected using a sequence-tagged site-based mapping strategy. J Clin Endocrinol Metab 81: 1347−1352

[77] Nakahori Y, Kuroki Y, Komake R, Kondoh N, Maniki M, Iwamoto T, et al (1996) The Y chromosome region essential for spermatogenesis. Horm Res 46: 20−23

[78] Prosser J, Inglis JD, Condie A, Ma K, Kerr S, Thakrar R, et al (1996) Degeneracy in human multicopy RBM (YRRM), a candidate spermatogenesis gene. Mamm Genome 7: 835－842

[79] Qureshi SJ, Ross AR, Ma K, Cooke HJ, Intyre MA, Chandley AC, et al (1996) Polymerase chain reaction screening for Y chromosome microdeletions: a first step toward the diagnosis of genetically-determined spermatogenic failure in men. Mol Hum Reprod 2: 775－779

[80] Vogt PH, Affara N, Davey P, Hammer M, Jobling MA, Lau YF, et al (1997) Report of the Third International Workshop on Y Chromosome Maping 1997. Cytogenet Cell Genet 79: 1－20

[81] Elliott DJ, Millar MR, Oghene K, Ross A, Kiesewetter F, Pryor J, et al (1997) Expression of RBM in the nuclei of human germ cells is dependent on a critical region of the Y chromosome long arm. Proc Natl Acad Sci USA 94: 3848－3853

[82] Elliott DJ, Cooke HJ (1998) Y chromosome microdeletions and male infertility. Hum Fertil 1: 64－68

[83] Girardi SK, Mielnik A, Schlegel PN (1997) Submicroscopic deletions in the Y chromosome of infertile men. Hum Reprod 2: 1635－1641

[84] Kremer JA, Tuerlings JH, Meuleman EJ, Schoute F, Mariman E, Smeets DF, et al (1997) Microdeletions of the Y chromosome and intracytoplasmic sperm injection: from genet to clinic. Hum Reprod 12: 687－691

[85] Kremer JA, Tuerlings JH, Borm G, Hoefsloot LH, Meuleman EJ, Braat DD, et al (1998) Does intracytoplasmic sperm injection lead to a rise in the frequency of microdeletions in the AZFc region of the Y chromosome in future generations? Hum Reprod 13: 2808－2811

[86] Mulhall JP, Reijo R, Alagappan R, Brown L, Page D, Carson R, et al (1997) Azoospermic men with deletion of the DAZ gene cluster are capable of completing spermatogenesis: fertilization, normal embryonic development and pregnancy occur when retrieved testicular spermatozoa are used for intracytoplasmic sperm injection. Hum Reprod 12: 503－508

[87] Pryor JL, Kent-First M, Muallem A, van Bergen AH, Nolten WE, Meisner L, et al (1997) Microdeletions in the Y chromosome of infertile men. N Engl J Med 336: 534－539

[88] van der Ven K, Montag M, Peschka B, Leygraaf J, Schwanitz G, Haidl G, et al (1997) Combined cytogenetic and Y chromosome microdeletion screening in males undergoing intracytoplasmic sperm injection. Mol Hum Reprod 3: 699－704

[89] Vereb M, Agulnik AI, Houston JT, Lipschultz LI, Lamb DJ, Bishop CE (1997) Absence of DAZ gene mutations in cases of nonobstructed azoospermia. Mol Hum Reprod 3: 55－59

[90] Chai NN, Zhhou H, Hernandez J, Najmabadi H, Bhasin S, Yen PH (1998) Structure and organization of the RBMY genes on the human Y chromosome: transposition and amplification of an ancestral autosomal hnRNPG gene. Genomics 49: 283－289

[91] Grimaldi P, Scarponi C, Rossi P, March MR, Fabbri A, Isidori A, et al (1998) Analysis of Yq microdeletions in infertile males by PCR and DNA hybridization techniques. Mol Hum Reprod 4: 1116－1121

[92] Oliva R, Margarit E, Ballesca JL, Carrio A, Sanchez A, Mila M, et al (1998) Prevalence of Y chromosome microdeletions in oligospermic and azoospermic candidates for intracytoplasmic sperm injection. Fertil Steril 70: 506－510

[93] Stuppia L, Gatta V, Calabrese G, Guanciali FP, Morizio E, Bombieri C, et al (1998) A quarter of men with idiopathic oligo-azoospermia display chromosomal abnormalities and microdeletions of different types in interval 6 of Yq11. Hum Genet 102: 566－570

[94] Chang PL, Sauer MV, Brown S (1999) Y chromosome microdeletion in a father and his four infertile sons. Hum Reprod 14: 2689－2694

[95] Kim SW, Kim KD, Paick JS (1999) Microdeletions within the azoospermia factor subregions of the Y chromosome in patients with idiopathic azoospermia. Fertil Steril 72: 349－353

[96] Krausz C, Bussani-Mastellone C, Granchi S, McElreavey K, Scarselli G, Forti G (1999) Screening for microdeletions of Y chromosome genes in patients undergoing intracytoplasmic sperm injection. Hum Reprod 14: 1717－1721

[97] Seifer I, Amat S, Delgado-Viscogliosi P, Boucher D, Bignon YJ (1999) Screening for microdeletions on the long arm of chromosome Y in 53 infertile men. Int J Androl 22: 148－154

[98] Cram DS, Ma K, Bhasin S, Arias J, Pandjaitan M, Chu B, et al (2000) Y chromosome analysis of infertile men and their sons conceived through intracytoplasmic sperm injection: vertical transmission of deletions and rarity of de novo deletions. Fertil Steril 74: 909－915

[99] van Landuyt L, Lissens W, Stouffs K, Tournaye H, Liebaers I, van Steirteghem A (2000) Validation of a simple Yq deletion screening programme in an ICSI candidate population. Mol Hum Reprod 6: 291－297

[100] Krausz C, McElreavey K (2001) Y chromosome microdeletions in "fertile" males. Hum Reprod 16: 1306－1307

[101] van Golde RJ, Wetzels AM, de Graaf R, Tuerlings JH, Braat DD, Kremer JA (2001) Decreased fertilization rate and embryo quality after ICSI in oligozoospermic men with microdeletions in the Azoospermia Factor c region of the Y chromosome. Hum Reprod 16: 289－292

[102] Brown GM, Furlong RA, Sargent CA, Erickson RP, Longepied G, Mitchell M, et al (1998) Characterisation of the coding sequence and fine mapping of the human DFFRY gene and comparative expression analysis and mapping to the Sxrb interval of

the mouse Y chromosome of the Dffry gene. Hum Mol Genet 7: 97−107

[103] Sargent CA, Boucher CA, Kirsch S, Brown G, Weiss B, Trundley A, et al (1999) The critical region of overlap definings the AZFa male infertility interval of proximal Yq contains three transcribed sequences. J Med Genet 36: 670−677

[104] Sun C, Skaletsky H, Birren B, Devon K, Tang Z, Silber S, et al (1999) An azoospermic man with a de novo point mutation in the Y-chromosomal gene USP9Y. Nat Genet 23: 429−432

[105] Sun C, Skaletsky H, Rozen S, Gromoll J, Niesclag E, Oates R, et al (2000) Deletion of Azoospermia Factor a (AZFa) region of human Y chromosome caused by recombination between HERV15 proviruses. Hum Mol Genet 9: 2291−2296

[106] Repping S, Skaletsky H, Lange J, Silber S, van der Veen F, Oates RD, et al (2002) Recombination between palindromes P5 to P1 on the human Y chromosome causes massive deletions and spermatogenic failure. Am J Hum Genet 71: 906−922

[107] Brandell RA, Mielnik A, Liotta D, Ye Z, Veeck LL, Palermo GD, et al (1998) AZFb deletions predict the absence of spermatozoa with testicular sperm extraction: preliminary report of a prognostic genetic test. Hum Reprod 13: 2812−2815

[108] Martinez MC, Bernabe MJ, Gomez E, Ballesteros A, Landers J, Glover G, et al (2000) Screening for AZF deletion in a large series of severely impaired spermatogenesis patients. J Androl 21: 651−655

[109] Ma K, Inglis JD, Sharkey A, Bickmore WA, Hill RE, Prosser EJ, et al (1993) AY chromosome gene family with RNA-binding protein homology: candidates for the azoospermia factor AZF controlling human spermatogenesis. Cell 75: 1287−1295

[110] Foote S, Vollrath D, Hilton A, Page DC (1992) The human Y chromosome: overlapping DNA clones spanning the euchromatic region. Science 258: 60−66

[111] Kobayashi K, Mizuno K, Hida A, Komaki R, Tomita K, Matsushita I, et al (1994) PCR analysis of the Y chromosome long arm in azoospermic patient: evidence for a second locus required for spermatogenesis. Hum Mol Genet 3: 1965−1967

[112] Chai NN, Salido EC, Yen PH (1997) Multiple functional copies of the RBM gene family, a spermatogenesis candidate on the human Y chromosome. Genomics 45: 355−361

[113] Affara N, Bishop C, Brown W, Cooke H, Davey P, Ellis N, et al (1996) Report of the Second International Workshop on Y Chromosome Mapping 1995. Cytogenet Cell Genet 73: 33−76

[114] Menke DB, Mutter GI, Page DC (1997) Expression of DAZ, an azoospermia factor candidate, in human spermatogonia. Am J Hum Genet 60: 237−241

[115] Hackstein JH, Hochstenbach R (1995) The elusive fertility genes of Drosophila: the ultimate haven for selfish genetic elements. Trends Genet 11: 195−200

[116] Cooke HJ, Lee M, Kerr S, Ruggiu M (1996) A murine homologue of the human DAZ gene is autosomal and expressed only in male and female gonads. Hum Mol Genet 5: 513−516

[117] Eberhart CG, Maines JZ, Wasserman SA (1996) Meiotic cell cycle requirement for a fly homologue of human deleted in Azoospermia. Nature 381: 783−785

[118] Karashima T, Sugimoto A, Yamamoto MA (1997) A C. elegans homologue of DAZ/boule is involved in progression through meiosis during oogenesis. Worm Breeder's Gaz 15: 65−66

[119] Ruggiu M, Speed R, Taggart M, McKay SJ, Kilanowski F, Saunders P, et al (1997) The mouse Dazla gene encodes a cytoplasmic protein essential for gametogenesis. Nature 389: 73−77

[120] Houston DW, Zhang J, Maines JZ, Wasserman SA, King ML (1998) A Xenopus DAZ-like gene encodes an RNA component of germ plasm and is a functional homologue of Drosophila boule. Development 125: 171−180

[121] Xu EY, Moore FL, Pera RA (2001) A gene family required for human germ cell development evolved from an ancient meiotic gene conserved in metazoans. Proc Natl Acad Sci USA 98: 7414−7419

[122] Gill ME, Hu YC, Lin Y, Page DC (2011) Licensing of gametogenesis, dependent on RNA binding protein DAZL, as a gateway to sexual differentiation of fetal germ cells. Proc Natl Acad Sci USA 108: 7443−7448

[123] Saut N, Terriou P, Navarro A, Levy N, Mitchell MJ (2000) The human Y chromosome genes BPY2, CDY1 and DAZ are not essential for sustained fertility. Mol Hum Reprod 6: 789−793

[124] Moro E, Ferlin A, Yen PH, Franchi PG, Palka G, Foresta C (2000) Male infertility caused by a de novo partial deletion of the DAZ clusters on the Y chromosome. J Clin Endocrinol Metab 85: 4069−4073

[125] Bienvenu T, Patrat C, McElreavey K, de Almeida M, Jouannet P (2001) Reduction in the DAZ gene copy number in two infertile men with impaired spermatogenesis. Ann Genet 44: 125−128

[126] de Vries JW, Hoffer MJ, Repping S, Hoovers JM, Leschot NJ, van der Veen F (2002) Reduced copy number of DAZ genes in subfertile and infertile men. Fertil Steril 77: 68−75

[127] Repping S, van Daalen SK, Korver CM, Brown LG, Marsyalek JD (2004) Gianolten Y chromosomes has dispersed throughout northern Eurasia despite a 1.8Mb deletion in AZFc region. Genomics 83: 1046−1052

[128] Blanco P, Shlumukova M, Sargent CA, Jobling MA, Affara N, Hurles ME (2000) Divergent outcomes of intrachromosomal recombination on the human Y chromosome: male infertility and recurrent polymorphism. J Med Genet 37: 752−758

[129] Kamp C, Hirschmann P, Voss H, Huellen K, Vogt PH (2000) Two long homologous retroviral sequence blocks in proximal Yq11 cause AZFa microdeletions as a result of intrachromosomal recombination events. Hum Mol Genet 9: 2563−2572

[130] Rozen S, Skaletsky H, Marsyalek JD, Minx PJ, Cordum HS, Waterston RH, et al (2003) Abundant gene conversion between arms of palindromes in human and ape Y chromosome. Nature 423: 873−876

[131] Jegalian K, Page DC (1998) A proposed path by which genes common to mammalian X and Y chromosomes evolve to become X inactivated. Nature 394: 776−780

[132] Jegalian K, Lahn BT (2001) Why the Yis so weird. Sci Am 284: 56−61

[133] Rice WR (1992) Sexually antagonistic genes: experimental evidence. Science 256: 1436−1439

[134] Rice WR (1994) Degeneration of a nonrecombining chromosome. Science 263: 230−232

[135] Rice WR (1996) Evolution of the Y sex chromosome in animals. Bioscience 46: 331−343

[136] Graves JA (1995) The origin and function of the mammalian Y chromosome and Y-borne genes — an evolving understanding. BioEssays 17: 311−320

[137] Graves JA (1995) The evolution of mammalian sex chromosomes and the origin of sex determining genes. Philos Trans R Soc Lond Ser B Biol Sci 350: 305−311

[138] Graves JA, Disteche CM, Toder R (1998) Gene dosage in the evolution and function of mammalian sex chromosomes. Cytogenet Cell Genet 80: 94−103

18 精原干细胞冷冻保存和移植

18.1 Brinster的原创研究

Ralph Brinster 首先证明，正常小鼠睾丸组织中的精原干细胞（SSC）可以通过睾丸网转移到没有生精功能的小鼠体内，它们将逐渐在先前不育的受体小鼠睾丸内的大面积生精小管中聚集形成干细胞巢，并引起正常的精子发生，最终生育正常的后代（图18.1）[1,2]。随后来自许多物种的精原干细胞被成功移植入 SCID 小鼠。供体精原干细胞的种类越接近生育的受体小鼠，被移植的生殖细胞的精子发生就越成熟（图18.2）。例如，大鼠干细胞可以在 SCID 小鼠体内发育为成熟精子，但其发育速度与小鼠精子发生速度无关。对于关系较远的物种，尽管精子发生的早期阶段得到了很好的支持，但看不到最后的阶段[3-8]。无论是冷冻的精原干细胞还是新鲜的精原干细胞都是一样[9]。

移植的动物模型

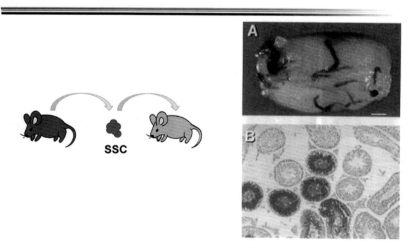

图18.1 SSC移植的动物模型

a

动物模型-移植

异体移植:
大鼠到小鼠 (Cloutier et al. Nature 1996)
仓鼠到小鼠 (Ogawa et al. Biol Reprod 1999)
兔/犬到小鼠 (Dobrinski et al. Biol Reprod 1999)
狒狒到小鼠 (Nagano et al. Biol Reprod 2001)
公牛到小鼠 (Izadyar et al. Reproduction 2002)
人到小鼠 (Nagano et al. Fert Steril 2002)

自体移植:
小鼠到小鼠
公牛到公牛 (Izadyar et al. Reproduction 2003)
山羊到山羊 (Honaramooz et al. Mol Reprod Dev 2003)
公羊到公羊 (Ridriguez-sosa et al. Theriogenology 2006)
犬到犬 (Kim et al. Reproduction 2008)

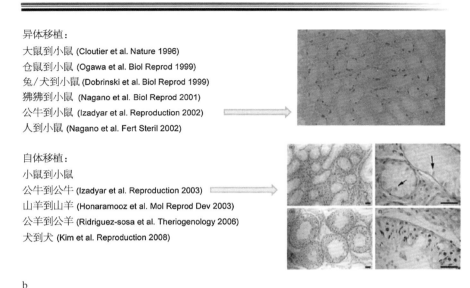

b

精原干细胞的体外培养

- 成功的动物模型

  - 小鼠 (Nagano et al ,1998)
  - 长期存活的小鼠 (Kanatsu-Shinohara et al,2003)

  - 其他物种:
    大鼠 (Hamra et al. 2005)
    牛 (Aponte et al. 2008)
    仓鼠 (Kanatsu-Shinohara et al. 2008)
    狗 (Kim et al. 2008)

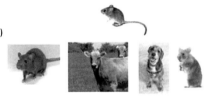

- 人类精原干细胞的培养?

图18.2 a、b. 已经进行过SSC移植研究的物种总结

事实上,很难找到能够非常有效地定义人类精原干细胞的标记物。显然这些标记物是一定存在的,但我们除了精原干细胞移植入SCID小鼠的Brinster模型外,还找不到其他方法来鉴定这些标记物。即使人类(或灵长类动物)SSC注入SCID小鼠,也不能继续进展完成生精过程,它们将"定居"在SCID小鼠的生精小管内,这是目前最可靠的分析了。事实上,由于睾丸组织SSC的存在,任何经过冷冻保存的动物物种的睾丸都可以使经化疗失去生育能力后再次恢复生精功能。在位于暗型精原细胞中的SSC中,SSC是活性最低的细

胞,并且经历最少的有丝分裂(这降低了突变率)。分化为Ap型精原细胞的未分化前体细胞(Ad型精原细胞)的分化速度比Ap型精原细胞或B型精原细胞的分裂速度慢。一旦度过SSC阶段,所有精原细胞都致力于变成精子。前体细胞不是干细胞,不能自我更新,只有SSC可以自我更新。鉴别这些SSC的唯一方法就是Brinster移植术。然而,芯片转录组测序很快就可以做到这一点。

18.2　应用于癌症患者,可增加精子计数

在Brinster开创性的精原干细胞移植工作中,他的实验室为保存青春期前男性癌症患者的生育能力的潜在临床应用奠定了基础,也为最终提高无精子症或严重少精子男性精子数量的方法奠定了基础[10,11]。人类在这方面的临床进展大多来自Hooman Sadri-Ardekani的工作。

在过去的30年里,有效的癌症治疗提高了许多癌症的生存率。在儿童中,所有癌症的生存率从58%提高到80%(图18.3)[12]。目前估计,在250例20~29岁的年轻人中,就有1

a

理论方法

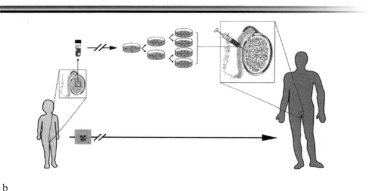

b

临床问题

- 儿童不可能进行精子细胞保存

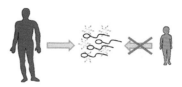

- 儿科肿瘤学越来越成功
  - **80%**的儿童能在癌症中存活
  - 年轻人中有1/250是童年癌症的幸存者

图18.3　a、b. SSC移植在青春期前男性癌症患者的临床应用

人类SSC的异种移植

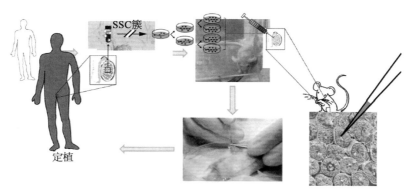

图18.4　人类SSC的异种移植

例是儿童癌症的长期幸存者[13,14]。他们癌症治疗的副作用包括性腺衰竭和不育,现在正在努力寻找一种方法来预防或改变癌症治疗的这些并发症[15]。对于青春期后的男孩或男人来说,冷冻保存射精精液中的成熟精子是很简单的[16]。对于女孩或妇女,卵巢皮质带可以冷冻保存[17]。但对于青春期前的男孩来说,保存他们未来生育能力的唯一方法是通过睾丸活检、精原干细胞培养和扩增、精原干细胞冷冻保存,随后在他成年时将其移植回患者体内(图18.2,图18.3,图18.4和图18.5a)[18-24]。

正如本书第一部分所解释的,当男性经历癌症化疗或放疗时,分裂或代谢越快的细胞就越容易死亡。分裂更加缓慢的细胞(如支持细胞或间质细胞)则明显存活下来。对于生殖细胞来说,分裂最慢、对化疗造成的损害最有抵抗力的是SSC。在临床和组织学上,这些是Ad型精原细胞的一小部分。精子发生(如果恢复)将起源于Ad型精原细胞。因此,这些患者的精子发生有时需要数年的时间才能恢复,因为对损伤最有抵抗力的SSC当然是代谢最慢、自我繁殖最慢的细胞。

如本书第一节所述,SSC非常稀少,它们嵌入在基底膜下面。大多数精原细胞在繁殖、形成精母细胞和成熟精子时,以成对或排列的细胞相互连接(基本上是"相互连接")。一旦连接的精原细胞从单一的SSC中发育出来,它们在分化时就完成了大部分的繁殖。SSC是单个的,与组织相连。因此,在TESE手术中分离睾丸组织时,如果以通常的方式提取精子,可能会"扔掉"这些珍贵的精原干细胞。所以必须保留解剖过的组织,因为那里面含有精原干细胞,但一般看不到它们(因为我们没有好的标记物),除非把所有细胞移植到受者体内,看生精小管"生长"(图18.1)。

由Sadri Ardekani等领导的研究表明,在将精原干细胞通过输出小管或睾丸网移植到不育症受体之前,对其进行长期培养,可以使其数量扩增,从而最终获得更好的结果(图18.5)[24,25]。因为这些干细胞只占生殖细胞的0.03%(不到1/3 000),占精原细胞的

A

动物模型–培养

- 未来临床应用的基本条件
  - 只有有限数量的青春期前睾丸中的SSC

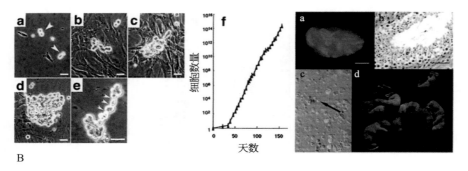

B

离体繁殖

人类标本	培养天数(传代数量)	注射细胞数量(10^5)	克隆数/10^5个细胞	稀释率	人类SSC倍增时间
睾丸细胞培养					
URO0021	28(2)	2.55	2		
URO0021	47(5)	3.1	0.8	133	53 ——19天
GSC再培养					
URO0021(C21)	77(7)	2	1.25		
URO0021(C21)	84(8)	0.5	5	8,870	
URO0021(C21)	141(12)	1.9	2.6		18,450 ——64天

图18.5 A. 用于男性癌症患者SSC移植的动物模型；B. 表格展示了在增加精子发生的连续培养中SSC的扩增情况

1.25%，冷冻保存的精原干细胞的体外培养和扩增，将有助于提高这种青春期前男性癌症患者保存生育能力的临床应用，并有可能将极少精子或无精子症转化为正常精子。

有趣的是，污染这些精原干细胞的白血病细胞将在多次转移中死亡，而精原干细胞则存活下来。因此，当青春期前癌症患者成年后需要恢复其生育能力时，一种安全的精原干细胞的纯培养物可以用Brinster的方法移植回去。

（彭靖 译，陈向锋 审校）

参考文献

[1] Hamra FK, Chapman KM, Nguyen DM, Williams-Stephens AA, Hammer RE, Garbers DL (2005) Self renewal, expansion, and transfection of rat spermatogonial stem cells in culture. Proc Natl Acad Sci USA 102(48): 985−991

[2] Kanatsu-Shinohara M, Muneto T, Lee J, Takenaka M, Chuma S, Nakatsuji N, Horiuchi T, Shinohara T (2008) Long term culture of male germline stem cells from hamster testes. Biol Reprod 78(4): 611−617

[3] Nagano M, Patrizio P, Brinster RL (2002) Long-term survival of human spermatogonial stem cells in mouse testes. Fertil Steril 78(6): 1225−1233

[4] Schlatt S, Rosiepen G, Weinbauer GF, Rolf C, Brook PF, Nieschlag E (1999) Germcell transfer into rat, bovine, monkey and human testes. Hum Reprod 14(1): 144−150

[5] Avarbock MR, Brinster CJ, Brinster RL (1996) Reconstitution of spermatogenesis from frozen spermatogonial stem cells. Nat Med 2: 693−696

[6] Sadri-Ardekani H, Mizrak SC, van Daalen SKM, Korver CM, Roepers-Gajadien HL, Koruji M, Hovingh S, de Reijke TM, de la Rosette JJMCH, van der Veen F, de Rooij DG, Repping S, van Pelt AMM (2009) Propagation of human spermatogonial stem cells in vitro. JAMA 302(19): 2127−2134

[7] Mizrak SC, Chikhovskaya JV, Sandri-Ardekani H, van Daalen S, Korver CM, Hovingh SE, Roepers-Gajadien HL, Raya A, Fluiter K, de Reijke TM, de la Rosette JJMCH, Knegt AC, Belmonte JC, van der Veen F, de Rooij DG, Repping S, van Pelt AMM (2010) Embryonic stem cell-like cells derived from adult human testis. Hum Reprod 25(1): 158−167

[8] Jemal A, Siegel R, Ward E, Hao Y, Xu J, Murray T, Thun MJ (2008) Cancer statistics, 2008. CA Cancer J Clin 58(2): 71−96

[9] Endoh M, Endo TA, Shinga J, et al (2017) Correction: PCGF6-PRC1 suppresses premature differentiation of mouse embryonic stem cells by regulating germ cell-related genes. elife 6: e27970

[10] Bleyer WA (1990) The impact of childhood cancer on the United States and the world. CA Cancer J Clin 40(6): 355−367

[11] Blatt J (1999) Pregnancy outcome in long-term survivors of childhood cancer. Med Pediatr Oncol 33(1): 29−33

[12] Hayashi K, Saitou M (2013) Generation of eggs from mouse embryonic stem cells and induced pluripotent stem cells. Nat Protoc 8: 1513−1524

[13] Hayashi K, Saitou M (2013) Stepwise differentiation from naive state pluripotent stem cells to functional primordial germ cells through an epiblast-like state. Methods Mol Biol 1074: 175−183

[14] Pendergraft SS, Sadri-Ardekani H, Atala A, Bishop CE (2017) Three-dimensional testicular organoid: a novel tool for the study of human spermatogenesis and gonadotoxicity in vitro. Biol Reprod 96: 720−732

[15] Galdon G, Atala A, Sadri-Ardekani H (2016) In vitro spermatogenesis: how far from clinical application? Curr Urol Rep 17: 49

[16] Sadri-Ardekani H, McLean TW, Kogan S, et al (2016) Experimental testicular tissue banking to generate spermatogenesis in the future: a multidisciplinary team approach. Methods 99: 120−127

[17] Sadri-Ardekani H, Atala A (2015) Regenerative medicine for the treatment of reproductive system disorders: current and potential options. Adv Drug Deliv Rev 82−83: 145−152

[18] Kanatsu-Shinohara M, Ogonuki N, Iwano T, Lee J, Kazuki Y, Inoue K, Miki H, Takehashi M, Toyokuni S, Shinkai Y, Oshimura M, Ishino F, Ogura A, Shinohara T (2005) Genetic and epigenetic properties of mouse male germline stem cells during long-term culture. Development 132(18): 4155−4163

[19] Kanatsu-Shinohara M, Miki H, Inoue K, Ogonuki N, Toyokuni S, Ogura A, Shinohara T (2005) Long-term culture of mouse male germline stem cells under serum-or feeder-free conditions. Biol Reprod 72(4): 985−991

[20] Hamra FK, Chapman KM, Nguyen DM, Williams-Stephens AA, Hammer RE, Garbers DL (2005) Self renewal, expansion, and transfection of rat spermatogonial stem cells in culture. Proc Natl Acad Sci USA 102(48): 17430−17435

[21] Sadri-Ardekani H, Akhondi MA, van der Veen F, Repping S, van Pelt AM (2011) In vitro propagation of human prepubertal spermatogonial stem cells. JAMA 305(23): 2416−2418

[22] Gill KP, Hung SS, Sharov A, et al (2016) Enriched retinal ganglion cells derived from human embryonic stem cells. Sci Rep 6: 30552

[23] Hayashi K, Hikabe O, Obata Y, Hirao Y (2017) Reconstitution of mouse oogenesis in a dish from pluripotent stem cells. Nat Protoc 12: 1733−1744

[24] Kuang Y, Miki K, Parr CJC, et al (2017) Efficient, selective removal of human pluripotent stem cells via ecto-alkaline phosphatase-mediated aggregation of synthetic peptides. Cell Chem Biol 24: 685−94 e4

[25] McLachlan RI, Rajpert-De Meyts E, Hoei-Hansen CE, de Kretser DM, Skakkebaek NE (2007) Histological evaluation of the human testis-approaches to optimizing the clinical value of the assessment: mini review. Hum Reprod 22: 2−16

19 | 皮肤细胞诱导分化生成精子

未来极有可能通过诱导多能干细胞（iPS 细胞）恢复青春期前患癌男性成年后的生育能力（图19.1，图19.2）。iPS 细胞可以来源于皮肤细胞，移植到睾丸后可以分化为原始生殖细胞（primordial germ cell, PGC）或 PGC 样细胞（primordial germ cell-like cells, PGCLC），然后进一步分化为精原干细胞。这不是科幻虚构。我们每天在实验室做的小鼠实验，相信不久就会在人类身上实现。这些 iPS 细胞（源自皮肤细胞）增殖后可以移植到不育睾丸中，克隆增殖形成生精小管，分化为正常精原干细胞（SSC），然后再与精原细胞一起在睾丸中增殖。通过皮肤细胞移植诱导转化为精原干细胞，然后再分化形成精子，这将是未来男性不育症研究中最富有成果的领域，而有关精子发生基因的分子特征仍有待于进一步验证。

然而，在小鼠实验中取得的惊人成果和技术应用于人类之前仍有一些局限性问题需要解决。首先，如果胚胎干细胞（embryonic stem cells, ES 细胞）或 iPS 细胞不能将其95%的细胞诱导转化为 PGC 样干细胞而直接注射到睾丸（或卵巢），这些细胞只能形成肿瘤。受精卵具有全能性，可以形成正常的胚胎和成体结构。而 ES 细胞只具有多能性，虽然可以形成各种组织，但不能形成像心脏、肺等有组织细胞的结构器官。因此，首先，从皮肤细胞或成纤维细胞诱导形成 iPS 细胞后，必须再培养分化形成 PGCLC 或原始生殖细胞。这些实验在人和小鼠中均已成功开展，是很容易实现的。

体细胞（如皮肤细胞）培养过程中只需要添加4个已知基因（已经商业化可购买）即能够成功获得 iPS 细胞。也有报道使用3个基因成功诱导 iPS 细胞，但最初报道的4个基因诱导效果是最好的，它们分别是 KLF4、SOX2、OCT4 和 C-MYC。这4个基因足以使皮肤细胞诱导形成 iPS 细胞。然后通过添加 LIF、FGF-i、GSK2B-i 3个基因维持这些 iPS 细胞（如 ES 细胞）增殖。

接下来，通过在这些 iPS 细胞培养过程中添加3个基因（同样已商业化）获得外胚层样细胞。注意 PGC 从原肠胚的外胚层细胞特异性分化增殖产生。因此，需要先诱导形成外胚层样细胞（epiblast-like cells, EpiLC），再获得 PGC（图19.2）。诱导形成 EpiLC 需要添加3个基因，分别是激活素 A、bFGFi 和 KSR。接着这些外胚层样细胞与5个基因一起体外培养

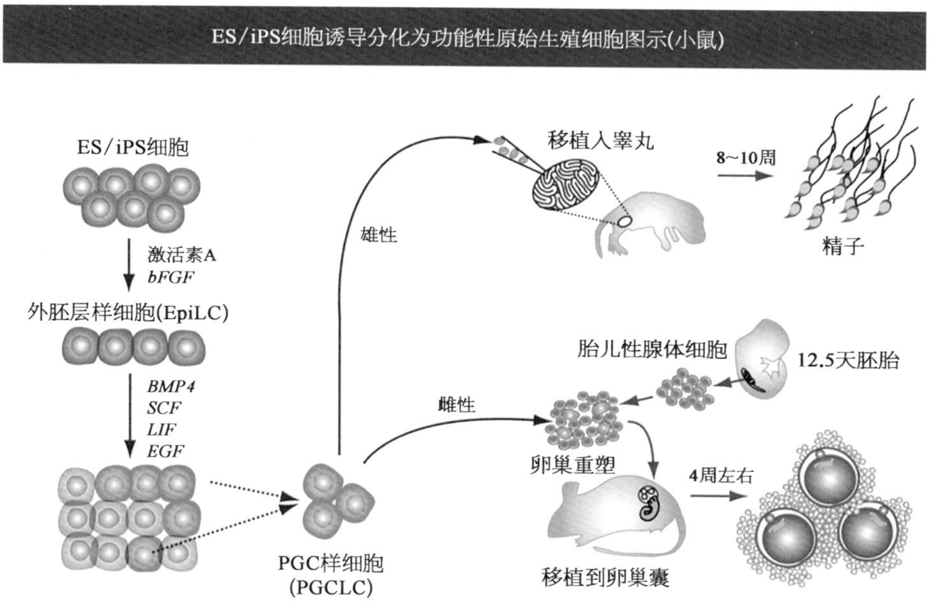

图19.1 小鼠iPS细胞诱导生成人工配子。ES细胞［源自囊胚内细胞团（ICM）的胚胎干细胞］与iPS细胞（通过4种多潜能基因诱导皮肤细胞产生）基本相同。它们可以准确地在体外模拟体内发生的一切。这些细胞可以诱导成为外胚层样细胞，再形成PGC。当PGC移植到新生鼠睾丸将建立正常的精子发生过程并产生SSC

得到PGC或PGCLC。这5个商业化基因分别为*BMP4*、*SCF*、*LIF*、*EGF*和*BMP8a*。因此，通过这种简单的体外培养获得的原始生殖细胞可以诱导生成正常的精原细胞或卵母细胞（图19.2a、c）。

通常情况下，皮肤细胞需要3～4周才能分化为iPS细胞。接着iPS细胞转化为外胚层细胞样细胞需要2天，最后转化形成PGCLC还需要6天时间。

PGCLC可以通过以下方式形成精子或卵细胞：将它们注射到胎儿期睾丸，形成SSC，当胎儿长大成年后，它的睾丸就会生成正常的精子。同理，如果将PGCLC注射到胎儿期卵巢，它们就会生成正常的卵原细胞和卵细胞。这些小鼠精子和卵子通过IVF技术产生正常的后代，这些正常的后代成年后具有生育能力，能够自然生育产生更多正常的后代。

所以现在的问题就是，如果这些PGCLC在转化形成SSC之前被注射到成年而非胎儿期或新生儿期睾丸或卵巢，结果会怎么样？这些细胞将会凋亡。这些细胞需要胎儿期或新生儿期的性腺，就像现实生命活动中一样，当胎儿期的PGC从外胚层迁移到生殖腺嵴时，在胚胎睾丸生精小管中会分化成SSC，再形成精原细胞。如果在胚胎的卵巢中，这些迁移的PGC变成卵原细胞和卵细胞。这就是PGC在胎儿体内的正常增殖与分化。但是，当PGC注射到成年睾丸或卵巢发生凋亡时，我们如何在成体内将PGC诱导分化成精子（或卵子）呢？我们可以在胎儿期或新生儿期睾丸中将PGC诱导生成SSC。然后将SSC移植到成年睾丸中生成精子。

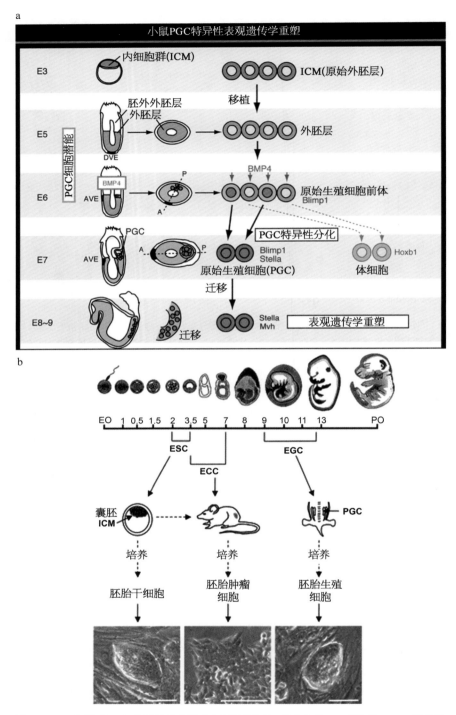

图19.2　iPS细胞或ES细胞可以分化形成上胚层样细胞，再分化为PGC样细胞。PGC样细胞再被诱导分化为SSC或卵母细胞。a. 当ES细胞或iPS细胞在成为PGC前转移到睾丸时，它们会产生肿瘤；b. 早期胚胎中PGC在体内发育简图。这些PGC在雌性卵巢中最终发育成卵子，在男性睾丸中发育成为SSC

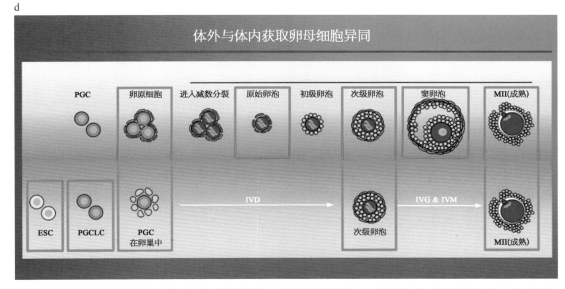

续图19.2　c. 体内PGC分化形成卵母细胞过程与体外ES细胞诱导分化为PGC产生卵母细胞过程的比较；d. 从皮肤细胞到iPS细胞，再到外胚层样细胞及PGC的培养步骤，PGC具有最终形成卵细胞或精子的潜能

e

体外制备卵母细胞流程图

- 原始卵泡受到*FOX3*及其他因素"限制"，卵巢组织不如皮肤细胞那样容易培养成卵母细胞。

- 皮肤细胞诱导生成iPS细胞：3~4周。

- iPS细胞生成外胚层细胞：约2天。

- 外胚层样细胞诱导生成PGCLC约6天。

- 有颗粒细胞的PGCLC：聚集约3周。

- FSH培养：分离后培养11天。

- HCG培养含FSH：1天。该步早做比晚做好。

续图19.2 e.体外制备卵母细胞

如果想在成年睾丸内将PGC诱导分化形成精子，必须首先在体外获得SSC，可以在PGC体外培养过程中添加一些基因，如*DAZL*、*VASA*等，或者通过胎儿期睾丸孵育来实现。这个问题比在体外诱导形成卵细胞更难。PGCLC体外分化形成卵细胞，只需将PGCLC在胎儿颗粒细胞中培养3周时间，而胎儿颗粒样细胞可以从iPS细胞通过不同的诱导分化途径获得。诱导分化形成精子比形成卵细胞更困难是因为PGC需要这些胎儿期或新生儿期体细胞包围环境。生精小管内支持细胞需要间质细胞的支持。在体外培养中，通过女性的非结构性胎儿期颗粒细胞获得卵子比构建生精小管结构获得SSC更容易实现。但毫无疑问，iPS细胞和PGC的体外培养可塑性能够最终实现将皮肤细胞诱导生成精子和卵子的梦想。

（朱春辉　刘凯峰　译,杨慎敏　审校）

20 精原干细胞的鉴定及精子发生各阶段的遗传调控

通过转录组分析鉴定精原干细胞（SSC）将极大有助于未来男性不育症的治疗。如果在精子发生的每个阶段对 RNA 进行鉴定，那么通过基因表达的方法确定细胞类型将比组织学更为可靠，这将意味着阐明精子发生的全部遗传学。精原干细胞的鉴定，特别是对人类 SSC 的鉴定，将使我们更好地了解睾丸肿瘤的起源，如畸胎瘤、绒毛膜癌、胚胎癌和精原细胞瘤，它们均起源于睾丸的生殖细胞[1-5]。已很清楚，原始生殖细胞（PGC）在原肠胚形成时由胎儿外胚层产生，并最终迁移到性腺嵴，成为男性性腺的 SSC。任何在进入胎儿睾丸时未完全分化为 PGC 的多能干细胞都可能成为睾丸肿瘤的起源。事实上，成人睾丸的肿瘤是由代表所有基本的体细胞类型的分化细胞组成的，很像胚胎干细胞在培养或在特定环境中未被抑制时所发育成的细胞。因此，睾丸肿瘤最可能起源于完全转化为 PGC 之前进入睾丸的残余胚胎干细胞。

PGCLC 虽然已经分化，但仍然保留着 *OCT4*、*SOX2* 和 *KLF4* 等干细胞基因的表达，尽管它们在功能上不是多能的，也因此没有形成畸胎瘤的危险。它们被 *DAZL* 和 *VASA* 基因锁定成为非功能性的，如果没有这种最后的"锁定"，一些 PGC 仍然可能导致畸胎瘤，因为它们仍然具有 ES 细胞多能性的潜能。睾丸和卵巢畸胎瘤可能是由 PGC 引起的，因为 PGC 仍有一些 *DAZL* 和 *VASA* 不能完全抑制的残留的多能 ES 细胞的表达。还有一个细胞凋亡的"安全系统"，是防止残余胚胎干细胞发展为畸胎瘤所必需的。事实上，我们可以推测，卵巢畸胎瘤是良性的，而睾丸畸胎瘤是恶性的，因为成人睾丸保留了干细胞潜能，而卵巢却没有。随着人类 SSC 和之后的生精细胞的单细胞转录组的完成，研究成人睾丸肿瘤起源的这一假说将更加容易。

有文献报道，对于完整的人类生精细胞转录组分析的一个有趣的临床应用是，对无精子症男性睾丸组织病理学的诊断，即"精子生成不足""纯睾丸支持细胞"和"成熟阻滞"，将更加清晰[1-3]。既然已知 60% 的无精子症男性在睾丸中可产生微量精子（足以成功进行 ICSI），因此不能对生精缺陷进行非定量的、轻率的、错误的病理诊断[4-6]。单细胞生精细胞转录组可以更准确地描述生精缺陷，这甚至有助于预测哪些无精子症男性在 TESE

过程中可能发现精子存在。因为最为可靠安全的显微外科技术是对每个解剖小叶的周围进行取材，即使小叶中只有一个精原干细胞，外科医生就能在其周围发现精子并成功进行ICSI。

生精细胞转录组学最令人兴奋的临床应用可能在于，预测癌症患者化疗或放疗后生精功能的恢复能力[6-8]。癌症治疗导致的无精子症有时需要数年才能恢复。对其进行预测的唯一方法是准确测定SSC的存活率。目前，人类SSC因为没有可靠的标记物而难以确定，唯一可靠的检测方法是将其移植至SCID小鼠。通过转录组测定SSC的存活率，有可能可以预测癌症患者生精功能的恢复。

另一个临床应用是为罹患白血病的青春期前男孩保留生育能力，具体做法是，在癌症治疗前从睾丸活检物中培养精原细胞，并与白血病细胞一起培养SSC。多次传代后，白血病细胞先于SSC死亡，SSC转录组分析将有助于确定所有剩余细胞是否均为SSC而非白血病细胞。因此，可以在现在（今天）对罹患癌症的青春期前男孩进行睾丸取材并冷冻，当他们成年后（几年后）将他们的精原干细胞移回，从而恢复他们的生育能力。如此这样，男性不育症的治疗实现了科学飞跃，不再是无效的经验性治疗。正是"男性不育症基础与临床（即科学）"将把男科学领域带入到令人兴奋的"勇敢的新世界"。

（招霞　陆金春　译，董治龙　审校）

参考文献

[1] McLachlan RI, Rajpert-De Meyts E, Hoei-Hansen CE, de Kretser DM, Skakkebaek NE (2007) Histological evaluation of the human testis-approaches to optimizing the clinical value of the assessment: mini review. Hum Reprod 22: 2−16

[2] Dohle GR, Elzanaty S, van Casteren NJ (2012) Testicular biopsy: clinical practice and interpretation. Asian J Androl 14: 88−93

[3] Abdullah L, Bondagji N (2011) Histopathological patterns of testicular biopsy in male infertility: a retrospective study from a tertiary care center in the western part of Saudi Arabia. Urol Ann 3: 19−23

[4] Silber SJ (2000) Microsurgical TESE and the distribution of spermatogenesis in non-obstructive azoospermia. Hum Reprod 15: 2278−2284

[5] Silber SJ, van Steirteghem A, Nagy Z, Liu J, Tournaye H, Devroey P (1996) Normal pregnancies resulting from testicular sperm extraction and intracytoplasmic sperm injection for azoospermia due to maturation arrest. Fertil Steril 66: 110−117

[6] Silber SJ, Nagy Z, Devroey P, Tournaye H, Van Steirteghem AC (1997) Distribution of spermatogenesis in the testicles of azoospermic men: the presence or absence of spermatids in the testes of men with germinal failure. Hum Reprod 12: 2422−2428

[7] Fossa SD, Magelssen H (2004) Fertility and reproduction after chemotherapy of adult cancer patients: malignant lymphoma and testicular cancer. Ann Oncol 15(Suppl 4): iv259−iv265

[8] Howell SJ, Shalet SM (2005) Spermatogenesis after cancer treatment: damage and recovery. J Natl Cancer Inst Monogr (34): 12−17

延伸阅读

Barrios F, Irie N, Surani MA (2013) Perceiving signals, building networks, reprogramming germ cell fate. Int J Dev Biol 57: 123−132

van den Berg H, Repping S, van der Veen F (2007) Parental desire and acceptability of spermatogonial stem cell cryopreservation in boys with cancer. Hum Reprod 22(2): 594−597

Brinster RL (2007) Male germline stem cells: from mice to men. Science 316(5823): 404−405

Brinster RL, Avarbock MR (1994) Germline transmission of donor haplotype following spermatogonial transplantation. Proc Natl Acad Sci USA 91: 11303−11307

Brinster RL, Zimmerman JW (1994) Spermatogenesis following male germ-cell transplantation. Proc Natl Acad Sci USA 91: 11289−11302

Hayashi K, Ohta H, Kurimoto K, Aramaki S, Saitou M (2011) Reconstitution of the mouse germ cell specification pathway in culture by pluripotent stem cells. Cell 146: 519−532

Ishikura Y, Yabuta Y, Ohta H, et al (2016) In vitro derivation and propagation of spermatogonial stem cell activity from mouse pluripotent stem cells. Cell Rep 17: 2789−2804

Jeruss JS, Woodruff TK (2009) Preservation of fertility in patients with cancer. N Engl J Med 360(9): 902−911

Kanatsu-Shinohara M, Ogonuki N, Inoue K, Miki H, Ogura A, Toyokuni S, Shinohara T (2003) Long term proliferation in culture and germline transmission of mouse male germline stem cells. Biol Reprod 69(2): 612−616

Nagano M, Avarbock MR, Leonida EB, Brinster CJ, Brinster RL (1998) Culture of mouse spermatogonial stem cells. Tissue Cell 30(4): 389−397

Nagano M, Brinster RL (1998) Spermatogonial transplantation and reconstitution of donor cell spermatogenesis in recipient males. Acta Pathol Microbiol Immunol Scand 106: 47−55

Nickkholgh B, Mizrak SC, van Daalen SK, et al (2014) Genetic and epigenetic stability of human spermatogonial stem cells during long-term culture. Fertil Steril 102: 1700−7 e1

Ogawa T, Arechnaga JM, Avarbock MR, Brinster RL (1997) Transplantation of testis germinal cells into mouse seminiferous tubules. Int J Dev Biol 41(1): 111−122

Sadri-Ardekani H, Atala A (2014) Testicular tissue cryopreservation and spermatogonial stem cell transplantation to restore fertility: from bench to bedside. Stem Cell Res Ther 5: 68

Saitou M, Miyauchi H (2016) Gametogenesis from pluripotent stem cells. Cell Stem Cell 18: 721−735

Wallace WH, Anderson RA, Irvine DS (2005) Fertility preservation for young patients with cancer: who is at risk and what can be offered? Lancet Oncol. 6(4): 209−218